膝の痛みは歩いて治す

関節外科の専門家が教える
いつまでも元気で歩けるためのアドバイス

整形外科専門医
井上剛
Tsuyoshi Inoue

現代書林

変形性膝関節症の健康チェック表

初期の症状

1	動作の始まりに痛みがある （イスから立ちあがった時など）	ある	ない
2	膝の内側が痛む	痛む	痛まない
3	膝を動かすと音がする	する	しない

＊二つの項目が当てはまれば、早めに整形外科専門医へ受診してください。

進行期の症状

1	階段の昇降時に痛みが増大する	する	しない
2	膝の曲げ伸ばしがつらい	つらい	つらくない
3	膝の周りが腫れている	腫れている	腫れていない
4	正座が困難（膝が痛む）	痛む	痛まない

＊一つでも当てはまれば、早めに整形外科専門医へ受診してください。

危険度チェック

1	O脚がある	ある	ない
2	靴底の外側が擦り減っている	減っている	減っていない
3	膝蓋骨（お皿）が横に動きにくい	動きにくい	よく動く
4	肥満がある	ある	ない
5	慢性の腰痛がある	ある	ない
6	歩く時に前かがみになる	なる	ならない

＊当てはまれば、要注意です。

フットケアのチェック表

歩行障害チェック

1	外反母趾がある	ある	ない
2	扁平足がある	ある	ない
3	足に魚の目・胼胝（たこ）がある	ある	ない
4	巻爪がある	ある	ない

足の血管性病変（末梢動脈閉塞症）のチェック

1	足に冷感がある	ある	ない
2	足の色が悪い	悪い	悪くない
3	足の傷が治りにくい	治りにくい	治る
4	足に潰瘍がある	ある	ない
5	15分間連続して歩けない	歩けない	歩ける
6	安静時痛（夜間痛）がある	ある	ない

末梢動脈閉塞症とは？

なんらかの原因により、末梢動脈が狭窄・閉塞したために四肢末梢に循環障害（虚血）を来たした病態。動脈硬化に由来した閉塞性動脈硬化症の頻度が高い。冷感、しびれ感、下肢痛、壊疽などを来たす。

末梢動脈閉塞症の危険度チェック

1	心臓が悪い	悪い	悪くない
2	糖尿病がある	ある	ない
3	高血圧がある	ある	ない
4	高脂血症がある	ある	ない
5	脳血管障害がある	ある	ない
6	喫煙	する	しない
7	ストレス	ある	ない

＊ 足は全身の血管性病変のサインを出しています。

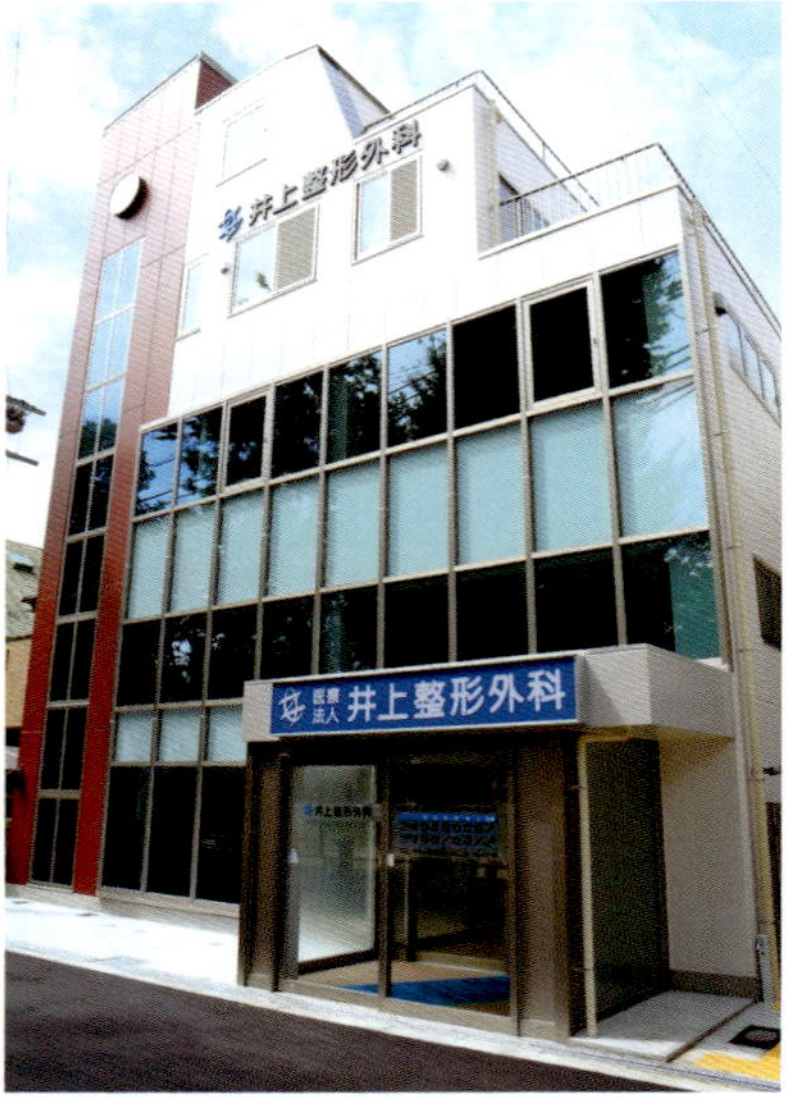

平成28年10月、新医院開院

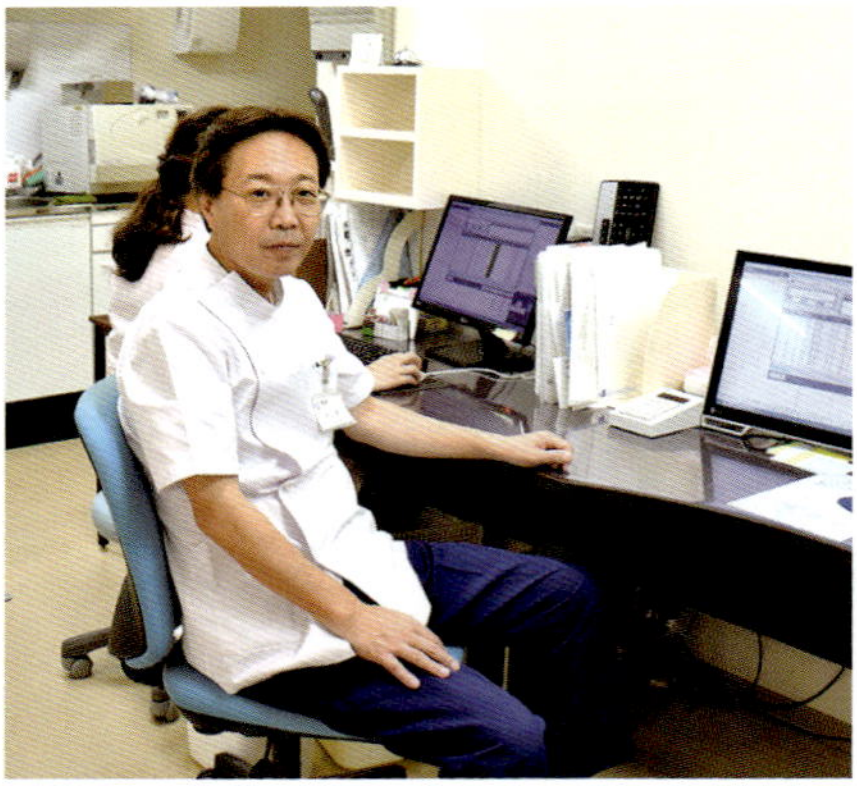

著者近影

頑張って歩き続ける
あなたを応援します

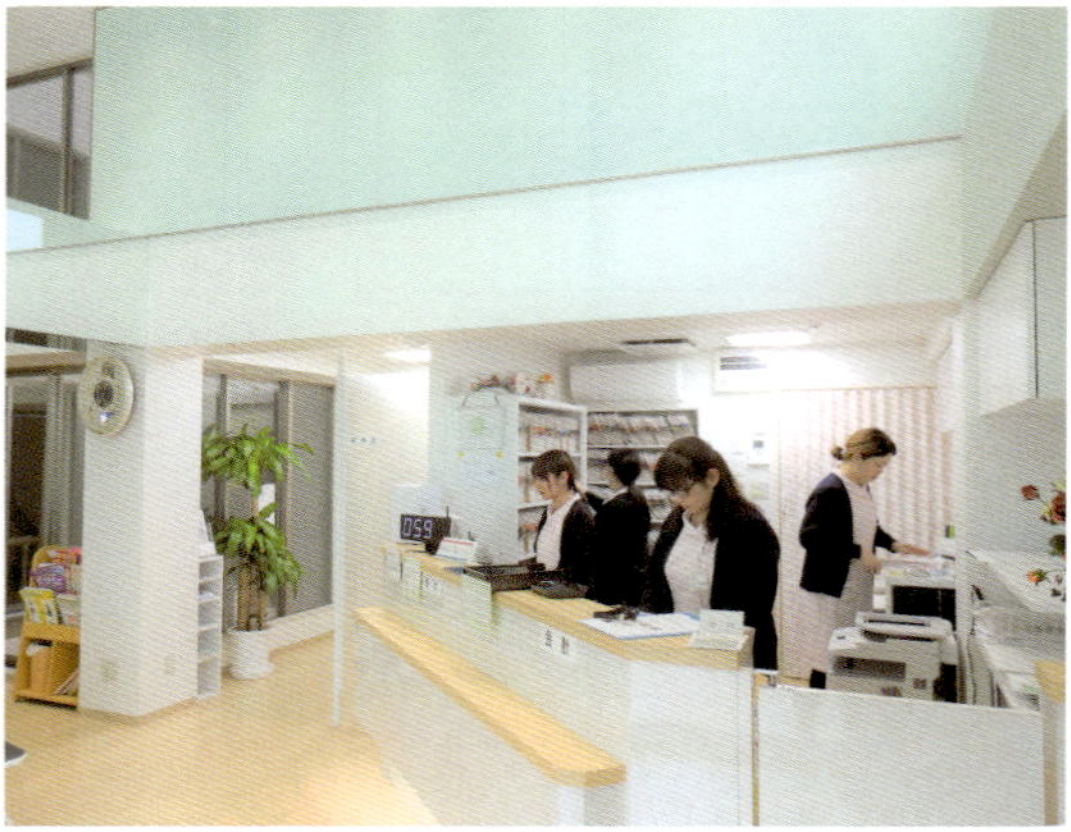

明るい雰囲気の受付

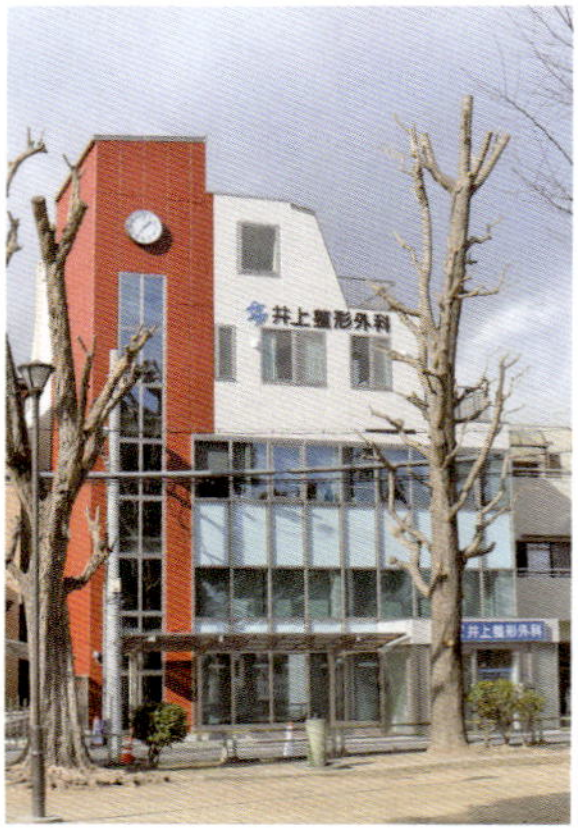

お隣の公園から見た医院全景

はじめに

手術を受けなくても、膝の痛みは消えていきます

変形性膝関節症なんか怖くない！

みなさんが悩んでいる変形性膝関節症は「退行性疾患」であり、老化現象と考えてみてください。

年を取れば血圧が高くなるし、太りやすくなるし、目も遠くなる。夜中に目が覚める、オシッコが近い。見た目も、髪が少なくなる、シワが増える、肌がたるむ……。変形性膝関節症も、そんな老化現象の一つと考えて良いと、私は思っています。

しかし、あらためてこうして並べてみると、老化現象というのはロクなこと

がないと思います。体の変化は生活習慣病のもとになるようなことばかりですし、見た目もどんどん悪くなっていきます。いくら抵抗しても元には戻りません。

中高年のみなさんは、もう年だからしょうがないとあきらめつつも、現在の生活を頑張っておられるのだと思います。

でも、よく考えてみると、年を取るというのは悪いことばかりではないということに気づきます。

イヤな老化現象が起こっている一方で、年齢を積んだ人にしかない魅力というものが自然に備わってきているのです。若いころには心穏やかにはなれなかったようなことにも、年を取れば泰然自若《たいぜんじじゃく》とやり過ごすことができるようになっています。

さまざまな経験を経てきた余裕、人間本来の深い優しさ、そういった若い人にはまだないものが中高年の方々にはあるのです。

中高年でも頑張れるのは、そんな価値があるからです。

その魅力は決して、内面ばかりではありません。

確かに、一般的な美しさという意味では若いころより劣るかもしれません。

しかし中高年のみなさんの顔、表情、あるいは仕種や立ち居振る舞いには、その内面的魅力がにじみ出ています。

おじいちゃんは「渋い」し、おばあちゃんは「母なる大地」のイメージです。若者には真似ができない年相応のそれなりの魅力があるのです。

変形性膝関節症も同じです。

膝関節が変形して、歩き方がおかしくなっているかもしれません。若い人のようにカッコよく歩けないかもしれません。それでも、その膝にはあなたの人生が詰まっています。

いまその膝で歩き回り、多少は不自由でも自分の生活ができているのなら、それで十分です。ほかの人と比べる必要もありません。自分の膝と付き合っていく、それだけの話です。

ただし、ここまでお話しすると、

「でも先生……」

と、猛烈な勢いで切り返してくる患者さんがたくさんいます。

読者のみなさんも、きっとそうでしょう。

そんなあなたのために、これからお話をしていきたいと思っています。

歩いていれば、人はいつまでも元気

「でも先生……」のあとのセリフは当然、「痛いんです」というものです。

それはもちろん私も理解しています。でも、だから医者（私）がいるのです。

もう少し、私の話を聞いてください。

「変形性膝関節症で痛くても、毎日の生活で歩くのをやめないこと」

これは実は、とても大事なことです。

なぜなら、歩くのをやめてしまうと、そのときから変形性膝関節症はただの老化ではすまなくなっていくからです。歩くのをやめたときから、少しずつ不幸で面白くない老後になってしまう可能性が高いからです。

私の仕事は、変形性膝関節症という疾患を「ただの老化」にしてしまうことです。それは、患者さんが歩くのをやめないように一緒に頑張る、ということです。

歩いていれば、何とかなります。人は歩いていさえすれば、元気なのです。歩いていれば、変形性膝関節症もほかの老化と一緒なのです。

では、歩かないと、何がどう悪くなるのでしょうか。

詳しくは第1章で述べたいと思いますが、第一に、ケガや病気を治していくための生命力がガクンと落ちます。

元気だったお年寄りが足を骨折して入院したとたんみるみる衰え、そのまま亡くなってしまった、あるいは在宅で寝たきりになったとたん家族の介護が大変になった、そういう話はよく聞くと思います。

それまで普通に歩いていた人がまったく歩かなくなると、それだけで不健康になっていき、さまざまな疾患にかかりやすくなり、死に近づくスピードがぐんぐん上がってしまうのです。

「いつまでも歩けるように」が膝治療の最終目的

年齢を重ねて膝関節が多少変形していても、そのために歩き方がおかしくなっても、歩けていれば問題ありません。

でも、変形性膝関節症の人は好んで歩かなくなるわけではありません。痛いから、歩かなくなるのです。これが非常に困るのです。

多くの膝痛の患者さんが、痛いからできるだけ歩かないようにします。しかしそうなると、変形性膝関節症は老化ではなく立派な「疾患」になってしまいます。歩かないことによって全身的な健康にも悪影響が出てきて、その患者さんの残りの人生をあまり幸せではないものに、そして短いものにしかねないからです。

痛くて歩けなくなる、歩かなくなる、これが変形性膝関節症の最大の問題なのです。

私は、変形性膝関節症の治療の原点が、ここにあると思っています。

変形性膝関節症の治療の最終目的は「歩くことをやめない」ということです。

そのために私は安易に手術の方向に進むのではなく、まずは保存的な治療を試みることを重視しています。

膝の痛みは、歩いていれば自然に消える

みなさんは、手術もしないでそんなこと（変形性膝関節症でも歩き続けること）ができるのだろうかと、思っているかもしれません。実は、できるのです。

それは、私が特別な治療法を行うからではありません。ただ患者さんが「痛

くても歩くことをやめない」ということを実践できればOKなのです。
なぜなら、人間の体というのは、そのようにできているからです。
忘れてはならない大事なことは、

「人間は歩いていれば必ず回復に向かう」

という大原則です。

膝の痛みも、歩いていればいずれ治《おさ》まっていきます。関節が変形していても、です。

私は患者さんに、こう説明します。

「膝の痛みは、確かにつらい。でもこの痛み、死ぬまで続くわけやないんです。手術せんでも、痛みは歩いていたらそのうち消えます。ガマンして歩いていたら、治っていきます。『痛いのも人生や』と思って、歩くのをやめないで、自分がいままでされてきた生活を同じように続けてください。それができれば、あとは私に任せてもらえたら、良くなります。どうです、一緒に頑張ってみませんか」

この言葉を聞いて、患者さんはそれまで心に抱いていた痛みへの不安を消し、私と一緒にこれまで通り歩くことを続けていく決断をしてくれます。

私の治療の極意は、簡単に言えば、

「完全に治さなくてもいい、そこそこ治ればそれで良い」

ということです。老化現象にしてしまうのです。

この「それで良い」の基準となるのが、

「それまでの生活を変えずに、同じように歩いて暮らせることができるか」

です。そこは、医者である私に任せてもらえばいいのです。

このことをわかってもらえれば、変形性膝関節症でも手術することなく、ずっと自分の膝で人生を歩いていくことができます。

変形性膝関節症の治療、最終目的は「健康長寿」

私がこのような考え方をするようになった経緯を、少しお話ししましょう。

私は関西医科大学を出てから関連病院に就職し、膝の関節鏡手術を約4000例ほど行ってきました。内視鏡で膝関節内の半月板をクリーニングする手術です。関節鏡手術は一般的に、若い人のスポーツ外傷などによる膝疾患の治療に勧められています。高齢者の変形性膝関節症には、あまり勧められることはありません。

むしろ「変形性膝関節症による膝のトラブルには関節鏡手術は行わないほうが良い」という考え方が主流になっています。「関節鏡手術はかえって変形性膝関節症を進行させてしまう」と言う先生もいます。

しかし私は「人工関節にはしたくない」という患者さんの要望に応じるために、関節鏡手術を行ってきました。なぜなら、術後のフォローをしっかり行えば、中高年の変形性膝関節症も関節鏡手術で十分に良くなる（痛みを軽減できる）ことがわかったからです。

良くなった患者さんの口コミで、たくさんの患者さんが来院されました。そのおかげで私は、これだけの経験を積むことができたのです。

ヒアルロン酸注射などの保存的な治療を定期的に行っている方々は経過も良好で、しっかり自分の膝関節で歩いておられます。

痛くても歩いてきた患者さんは高齢になってもみなさん元気で、人生の時間を大いに楽しんでおられます。健康長寿を全うされています。

この「健康長寿」こそ、変形性膝関節症の治療の最終目的です。変形性膝関節症は歩けていれば単なる老化なのです。

「いつまでも歩けますように」

私の願いは、そこにあります。

膝の痛みは、これが一生続くと思ったら、とてもガマンできません。

しかし、「痛い、痛い」と言いながらも歩いていれば、やがてこの痛みも軽くなり、消えていきます。それが理解できれば、同じ痛みも耐えられる痛みになります。

私の役割は、患者さんにそのことを理解してもらい、「痛くても歩く」という患者さんの意志を生涯にわたって支え、それを継続していただくことです。

本書では、変形性膝関節症で困っているみなさんに知ってほしいことを、世の中のドクターがあまり言わないようなことも含め、できるだけ簡潔に述べていきたいと思っています。

整形外科専門医　井上　剛

目次

はじめに――手術を受けなくても、膝の痛みは消えていきます 1

第1章

いつまでも自分で歩けることが「健康長寿」への第一歩

歩かない人は早く死ぬ!? 24
◎健康長寿は幸せの大前提 24
◎「ロコモ」「メタボ」「認知症」という負の連鎖 27
◎膝が痛くても「執念」で歩く! 29
◎死神のスピードに追いつかれないように…… 31
歩かない人は骨折しやすい? 33

●歩かないと骨粗鬆症になりやすい　33
●骨にカルシウムを取り込ませるために　35
●年齢を重ねても、膝が痛くても自分の生活を変えない　38
●プールでの運動も悪くはないが……　39

歩かない人は血液循環が悪い　41

●血液は生命の原動力　41
●歩くと血液循環が良くなり、血圧が下がるわけ　43
●歩くことは、自分の意志でできる　45

歩かない人は認知症になりやすい?　46

●認知症は生活習慣病でもある　46
●信号を渡りきれない人は認知症の始まり!?　48
●歩くと、脳が活性化する　50
●心に余裕を持って歩こう　52

歩かない人は胃腸の調子が悪い?　54

●歩かない人は大腸がんになりやすい!? 54
●歩くと胃腸の蠕動運動が活発になる 55

第2章

膝はなぜ痛むのか? その原因と対処法

体の痛みをどのようにとらえるか 60
変形性膝関節症はなぜ痛い? 63
●スムーズな二足歩行のためにつくられた精密部品＝膝関節 63
●変形性膝関節症は「使いすぎ」が原因ではない 67
●太っていても、適度に歩けば大丈夫 69
●膝関節が少しずつ変形していく 70
変形性膝関節症の治療 76
●手術をしないで日常生活の改善を(保存療法) 76

●痛みと付き合いながら歩けるか　77
●傷んだ関節軟骨をクリーニングする……関節鏡手術　79
【症例】80歳をすぎた女性が関節鏡手術、いまも元気いっぱい　81
●脛骨を切り取って関節の角度(O脚)を修正……高位脛骨骨切術　85
人工膝関節置換術、メリットとデメリット　88
●人工膝関節が勧められる患者さん　88
●関節をロボット状態にするわけではない　89
●メリットは「痛みが取れる確率が高いこと」　90
●最大のデメリットは「感染症のリスク」　91

第3章

変形性膝関節症は「そこそこ」良くなればOK

私が簡単に人工膝関節を勧めない理由　94

●時代は再生医療　94
●人工関節しかない、ということはない　95
●私が考える人工膝関節の適応　97

変形性膝関節症は「そこそこ治ればOK」　98

●アンチエイジング反対！「ナイスエイジング」を　98
●「不自由」と「不幸せ」はイコールではない　101
●患者さんと医師の信頼関係が不可欠　102

患者さんと二人三脚で「頑張りましょう！」　105

●「痛み」は「心の叫び」でもある　105
●「痛くなっても大丈夫」という状況にしておく　107
●患者さんのモチベーションを上げる会話　110
●初診時には患者さんの心の情報収集　112
●感覚を研ぎ澄ませて診療にあたる　113
●医療従事者も「心を込めて」　115

◎医者も医療スタッフも、全員で患者さんを応援していく　117
【症例】15年間も通院して頑張っているSさん　119
【症例】痛いのがイヤで病院や治療院をめぐっていたMさん　121

第4章

通院と家庭で続けられる保存療法とフットケア

病院で行われるヒアルロン酸注射、物理療法　126
◎ヒアルロン酸の注射はどこに効くのか　126
◎歩くモチベーションを高めてくれるヒアルロン酸注射　128
◎なぜ膝に水がたまるのか　130
◎ひどい炎症にはステロイド剤注射も　132
◎一時的だがラクになって歩きやすくなる「物理療法」　132
足底板、サポーターなどを使う　134

◉変形した膝の角度を補正する「足底板」 134
◉膝を安定させる軟性装具（サポーターなど） 136

なぜ膝の痛みにフットケアなのか 138

◉最終的な目的は「いつまでも歩けるように」 138
◉足（足首から下の部分）のケアも大切 139
◉たくさんの骨でつくられている「足」 140
◉タテとヨコのアーチが全身を支えている 142
◉悪い歩き方は足の痛み、そして膝の痛みへ 143

足の病変は早めに治療して「いつまでも元気に歩く」！ 144

◉糖尿病や閉塞性動脈硬化症で起こる足の病変 144
◉老年医療で見逃されていた「フットケア」 146

第5章

「それでも」歩いていれば、あとでご褒美がある！

自然の流れに身を任せ、自分の運命を生きればいい 152
- 自然に任せ、いまやるべきことから逃げない 152
- 激務に耐え続けた勤務医時代 154
- いちばんの適任者は自分や！ 155
- 7年半、耐え続けた 157
- 運命の分岐点に遭遇した 158
- ついに自分の本拠地としての医院を開業 160
- 新しいステージに向かって 163

先入観をどけて素直に試してみることが大事 166
- オシッコはできるだけガマンしたほうがいい 166

●膝痛は安静に、という先入観 168
●先入観はガンコで強力 171
●いったん先入観をどけて、困難に向かってみる 172
●辛抱してみると、必ずいいことがある 175

人と人とのつながりで行う医療を大切にしていきたい

178
●患者さんの顔を見るたびに「痛くても歩こう」と言う 178
●言い合いができるくらいの先生を探すといい 180
●受付スタッフになぜ9人も 183
●現代の医師も、患者さんの心を大切に 185

おわりに――新医院に骨を埋めるつもりで 189

第 1 章

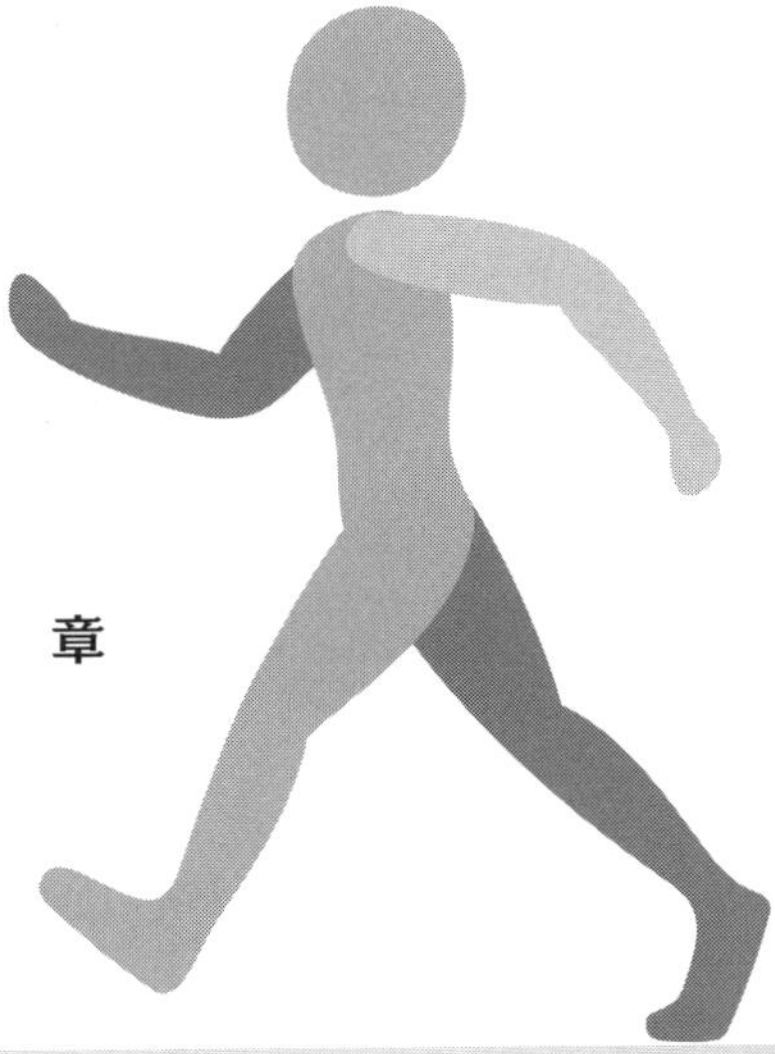

いつまでも自分で歩けることが「健康長寿」への第一歩

歩かない人は早く死ぬ!?

◉健康長寿は幸せの大前提

「長生きをしたい」……それは万人の願いです。

古来、権力者はすべての財を投げ打ってでも「不老不死の薬」を手に入れようとしました。一般市民の私たちだって、1日でも健康で長く生きたい、死から逃れたいと思うのが当たり前です。

医療というのは、そうした人々の当たり前の願いに応えるために存在するものだと思います。それは整形外科も変わりありません。

私は膝関節を専門に診療する整形外科医ですが、その膝の持ち主である患者さんの「健康で幸福に長生きをしたい」という本来の願いに応えるために日々、診療しているつもりです。

整形外科医である私も、その治療の目的は、患者さんの健康長寿の願いを叶えることなのです。したがって整形外科医も、その患者さんの人生まで見ていかなければならないこともあります。

しかし、80歳90歳まで生きるのが当たり前となったいまは、ただ「長生きをすればいい」という時代ではなくなりました。長生きをした上で、しかも健康で、毎日の生活を介護なしで送ることができる、そして自分の人生の時間を楽しむこともできる、そういう状態で長生きできることがいちばん求められていることだと思います。

寝たきりになってから何十年と生きても、本人は幸せではありません。介護する人も同様です。そればかりか、働き盛りの人たちの労働力が介護に持っていかれます。国は医療費がさらにかかります。

「寿命」の価値は、ただの長さだけでは計れなくなってきたのです。

そうしたことからＷＨＯ（世界保健機関）は、「健康寿命」という新しい考え方を打ち出しました。

健康寿命とは、健康で介護なしで、自立した生活ができる生存期間のことです。

つまり、生存していた期間から介護が必要になった年数を引いた年数が健康寿命になります。ちなみに日本人の健康寿命は男性が71・19歳、女性が74・21歳だそうです（2013年の厚生労働省の発表による）。

いま日本の中高年のみなさんの関心は、まさにこの健康寿命にあります。最後まで元気で、美味しいものを食べて元気なまま死にたい。しかも長生きしたい、ということです。

健康長寿こそ、人生の残りの時間を幸せに暮らすための前提条件なのです。

私は膝関節を専門に診療している整形外科医として、膝を診ながらも、それぞれの患者さんの健康長寿という大きな目的を忘れないようにしています。

「ロコモ」「メタボ」「認知症」という負の連鎖

このように言うと、
「健康寿命は内科系の病気に関係があるのではないか」
「整形外科の先生は、あまり寿命とは関係ない病気を診ているのではないか」
そんなふうに思われるかもしれません。

しかし、膝と健康長寿は大変に深い関係があります。膝が痛くて歩けなくなることが、その人の健康寿命を短くしてしまうことになるからです。

膝だけでなく股関節も含めた変形性関節症、あるいは骨折につながりやすい骨粗鬆症《こつそしょうしょう》は、健康寿命を大幅に短くするリスク要因です。

いくら元気で活発で健康的なお年寄りでも、変形性関節症や骨折によって動けなくなると、それだけでがくんと衰えて、寝たきりになってしまう可能性もあります。それは、健康寿命の終わりを意味しています。

これは取り返しのつかないことです。そうなってからでは遅いのです。

こうした問題意識から、日本整形外科学会は2007年、新しく「ロコモティブシンドローム」という症候群を提唱し、その問題意識を訴えました。

「ロコモティブ」というのは、体を動かすための運動器のことです。人間の最も基本的な運動器は、言うまでもなく脚でしょう。これが衰えて歩けなくなると、介護を必要とする危険が高まります。その「歩けなくなる」状態を総称して、ロコモティブシンドロームと呼ぶのです。一般的には、略して「ロコモ」とも言われます。

「ロコモ」は要介護や寝たきりの原因になるので、「メタボ」や「認知症」とあわせて、健康寿命を短くしてしまう三大要因の一つに数えられています。

この三つの要因は、別々に無関係に起こってくるものではありません。メタボからロコモになり、認知症になっていく、あるいは認知症になってロコモになってメタボにもなっていくというように、患者さんは連鎖的に終末に近づいてしまうのです。この負の連鎖をなんとか未然に阻止しなければいけません。

●膝が痛くても「執念」で歩く！

歩行が悪くなるのは、足の疾患だけが原因ではありません。パーキンソン病や認知症のように脳神経系の疾患によって起こることもあるし、胸や腰の脊髄の疾患から起こることもあります。

歩行は、脳、神経、骨（関節）、筋肉のさまざまな部分が共同して動いて、はじめて可能になります。そのどれか一つにトラブルが発生すると、少しずつ歩けなくなっていきます。

歩くための機能は人間のさまざまな器官にあり、それらがうまく連動して「歩く」という一つの動きができるのです。ですから「歩けなくなった」ときに受診すべき診療科は、神経内科、内科、整形外科等々、さまざまです。

歩くという機能全体を専門的に診る医者はいません。本来なら「歩行診療科」という診療科があってもいいくらいですが、それは残念ながらありません。歩く機能それぞれのトラブルを別々の診療科（専門医）で診ているのが現状です。

高齢者のロコモの問題を考えると、このままではいけません。専門分野を超えて患者さんの「歩く」という機能の全体からとらえていかなければならないのです。それが「ロコモ」という考え方の大切なところです。

先ほど述べたように、変形性膝関節症を治療するのも、すなわちロコモを予防するためです。「歩くことは大切だ」という健康常識も同様でしょう。これは誰もが知っている平凡な健康常識ですが、そのバックグラウンドには「ロコモにならない」「健康長寿を実現する」という大きな目的があるのです。

だから「変形性膝関節症で痛くても歩く」というのは、患者さんの生きるための全てだと私は考えています。自分の人生の今後を思い描いて、それくらいの気持ちで歩いてくださいと、私は患者さんにお伝えしています。

死神のスピードに追いつかれないように……

英国に『ＢＭＪ』という医師向けの雑誌があります。創刊は１８４０年で、国際的権威も高く、現在では世界中の医師に読まれています。

２０１１年のクリスマス、この『ＢＭＪ』に面白い研究報告が掲載されました。タイトルは「死神はどのくらいの速度で歩いてくるか」というものです。

オーストラリアの研究グループは、70歳以上の男性１７０５名の歩行速度と死亡率を、５年間にわたって調べました。６ｍの距離を歩いてもらって時間を計測し、記録し続けたのです。そしてとうとう、死神がどのくらいの速さで私たちの後ろを歩いているのかを突き止めました。

死神に後ろから追いつかれてしまったら、あの世に旅立つことになります。つまり、歩行が衰えて遅くなると、その危険が高くなるということです。

研究グループは、ロコモになって歩く速度が遅くなると早死の危険が高まる、ということをこの調査によって実証したわけです。

死神はどのくらいのスピードで歩いているのでしょうか。まず、1705名のうち調査期間の5年のうちに亡くなった人は266名でした。

すべての人の歩行速度を平均すると秒速0・88m（時速3・16㎞）でしたが、秒速0・82m（時速2・95㎞）より速く歩いている人たちの死亡率は平均よりも1・23倍低いことがわかりました。さらに、秒速1・36m（時速4・9㎞）以上の速度で歩く人には死亡者はいませんでした。

つまり、時速5㎞くらいで歩ける人は死神に追いつかれることはなく、時速3㎞くらいでもまだなんとか大丈夫、しかし歩行速度が時速2㎞くらいになると死神は少しずつ背後に迫ってくる、ということになります。

時速5㎞というのは、お年寄りにはかなり速いスピードです。ふつう大人の歩行速度は、特に急がなければ時速4㎞くらいでしょう。さっさと歩くと、時速5㎞くらいになります。

よく不動産広告で「駅から歩いて○分」と書かれてありますが、これは1分間で80mを歩くスピードで計測したデータだそうです。時速でいうと4・8kmに相当します。「駅から○分」というのは、実際にはもう少しかかることが多いものです。

しかし時速3kmで歩くとなると、かなりのんびりです。小さい子どもが歩くくらいのスピードでしょう。お孫さんと歩いても遅れるようだと、少しずつロコモの危険が高まってきたと考えるべきかもしれません。

歩かない人は骨折しやすい？

歩かないと骨粗鬆症になりやすい

さて、歩かないと早死する、健康寿命が短くなる、余生を幸せに送ることが難しくなる、その根拠をもう少し具体的に考えてみましょう。歩かないと、なぜ健康寿命が短くなってしまうのでしょうか。その第一の理由は、骨粗鬆症によって骨折を起こしやすくなる、ということです。

お年寄りの脚の骨折ほど怖いものはありません。特に転んで尻餅をついたときに大腿骨を骨折して、それが致命傷につながるケースは多いものです。

お年寄りの骨は、若い人のように簡単には癒合《ゆごう》しません。それだけ治療期間が長くなります。骨折した箇所が脚であれば、治療期間は寝たきりになって歩けなくなるために、歩行に必要な筋肉が急速に衰えていきます。

関節も、動く範囲が狭くなって曲がらなくなっていきます。このため、骨折は治癒してもリハビリがうまくいかず、寝たきりになって全身的に弱ってしまう、ということが起こってきます。

大腿骨は骨格の中でも太い骨ですが、それが尻餅をついただけで折れてしまうのは、お年寄りの骨が硬くてもろいからです。いわゆる骨粗鬆症です。

骨粗鬆症も老化現象の一つですが、個人差があります。

男女でいえば、閉経後に骨を強くする女性ホルモンが急激に減ってしまう（そのために骨がスカスカになりやすい）女性のほうに注意が必要です。

生活習慣でいえば、若いころから生活の中で、あるいはスポーツなどで、活発に動いていた人のほうが、年齢を重ねたときに骨粗鬆症になりにくいことがわかっています。

活発に動く人ほど骨に重力がかかるので、その重力に耐えようとして、骨はたくさんのカルシウムを獲得し、強くなるからです。

膝が痛いので、どうしても「歩かないように歩かないように」という生活になりがちです。しかしそれを続けていると、骨粗鬆症がひどくなって骨折に至る危険が大きくなります。

骨にカルシウムを取り込ませるために

「人類は、地球を飛び出して宇宙で生活することができるようになるか」

そう考えたときに、いちばん困るのが重力の問題だそうです。宇宙飛行士の健康管理においても、無重力の状態で長く生活するということの弊害が最も大きな課題だと言われています。

私たちは地球の重力というものをまったく意識しないで生活していますが、その物理的な力はとても大きなものです。私たちの生命システムも、その大きな力に適応して進化してきたものですから、もしも重力がなくなってしまうと健康に生きていけなくなってしまうのです。

重力はいつも、体重を支える筋肉や骨にかかっています。ただ座って安静にしているだけでも重力に反して姿勢を維持する筋肉や骨に力が加わります。さらに歩くとなると、下半身をはじめ全身的な筋肉と骨格の連動が必要になります。

重力を受けながら、掃除、洗濯、料理、買い物といった生活活動を毎日同じように行っていくことは、常に筋肉と骨を発達させ、維持することにつながっているのです。毎日の基本的な生活活動が、その人の健康を維持していると言えるでしょう。

たとえば、もう年で引退したのだからと、朝から晩までテレビの前に座ってごろごろ過ごしていれば、筋肉にも骨にもかかる重力は小さくなり、骨も筋肉もどんどん量を減らしていきます。筋肉は細くなり、骨はスカスカになっていきます。

そのような状態で健康診断で「骨粗鬆症です」と言われ、処方された骨粗鬆症の薬を飲んでも、実はあまり効果はありません。骨のほうが「もうあまり動かないからカルシウムはいらないよ」と言っているからです。いくらカルシウムを与えても骨は吸収してくれず、強くなりません。

あるいは「骨折したら大変だ」と思って、カルシウムの豊富な小魚や牛乳をたくさん摂取しても、ソファで1日ごろごろしているような生活では、体内に取り込まれたカルシウムは骨の内部にまで入っていきません。

●年齢を重ねても、膝が痛くても自分の生活を変えない

まず必要なのは、骨に重力の刺激を与えることです。そして骨に「もっとカルシウムを取り込みたい、カルシウムがほしい」と思わせることです。

でも、そのために何か特別な運動を習慣づけなければいけないかというと、そんなことはありません。生活の中で、自分のことは自分の脚を使って行う、積極的に活動する、ということだけでいいのです。お年寄りになってもそれまでの基本生活を変えない、ということが大事です。

膝の痛みで歩かなくなる中高年の方はたくさんいます。そのため骨粗鬆症が進み、変形性膝関節症が進行して、よけいに痛くなる、さらに歩かなくなる、という悪循環になってしまいます。いちばん良くないパターンです。

一方で、膝が痛くてもいろいろな事情で自分の生活を変えられない、痛くてもガマンして自分で動くしかない、という人も世の中にはたくさんいます。そ

ういう人は結果的には長生きして、いつまでも元気ということが多いのです。

痛くても歩いていれば、変形性膝関節症の進行は止まるのかというと、そういうわけではありません。しかし変形性膝関節症でも歩いている人の膝関節は、その人が歩くために都合がいいような変形になっています。痛みも、それに合わせてなくなっていきます。

それも膝関節の変形ですから好ましくないことに間違いありませんが、さほど悪質ではありません。「良性の変形」であり「問題ない老化」です。

そのように対処していくことが、私は変形性膝関節症の治療では大切だと考えています。

プールでの運動も悪くはないが……

「自分の生活は変えない、どんどん歩きましょう」。とは言え、年齢を重ねればどうしても生活活動は小さくなっていきます。

それを補うために、ウォーキングなどのトレーニングを行っている中高年の方は少なくありません。それは良いことだと思います。

膝や股関節が痛い患者さんの中には、「スポーツジムに通ってプールでウォーキングをしているんだ」と元気に語ってくれる方がたくさんいます。水中では重力がほとんどかからないので「脚を自由に動かせて楽しい」と笑顔で話します。

そんなふうに頑張って水中ウォーキングをされている患者さんを褒めてさしあげたいところですが、こと骨粗鬆症の予防という目的に関しては、実は効果的ではないのです。

大切なのは骨に重力を感じさせることなので、重力が極端に小さくなる水中で歩いても、骨が強くなることはありません。重力のない宇宙で骨が弱くなるのと同じです。やはり、多少は痛くても重力を感じながら地面の上を歩くことのほうが重要です。

もちろん、プールでの運動自体が悪い、ということではありません。

プールで泳いだり歩いたり踊ったりする運動は、そのために必要な筋肉を鍛えることにつながりますし、心肺機能のトレーニングにも役立ちます。循環が良くなるし、関節の動きもスムーズになります。

ただし、骨を強くするには至らない、ということです。「プールに行っているから、ごろごろしていても大丈夫」とはなりませんよ、ということです。

歩かない人は血液循環が悪い

●血液は生命の原動力

「歩かない人は早死する」ということの二つ目の根拠は、歩かないと全身の血液循環が悪くなる、ということです。

人間の血液量は、体重の8%程度と言われています。体重60kgの男性なら、およそ4・8Lの血液が体中を流れているわけです（女性の血液量は男性よりも少し少ないとされます）。

血液は、体内で何をしているのでしょうか。

第一に、全身の細胞に栄養や酸素を届け、生命活動によってできた老廃物を回収しています。また血液は、体の抵抗力の源でもあります。血液の中には、たとえば白血球と呼ばれる免疫細胞がいて、これが体内パトロールをして体を守っているのです。

大量に血液を失ったり循環がストップしたりすれば、血液の役割が閉ざされ、生命はすぐさま危険にさらされます（3分の1の血液が失われると生命が危ないと言われます）。血液は生命の原動力であり、血液循環は生きている証拠そのものなのです。

血液を循環させているのは、言うまでもなく心臓です。しかし、全身の血液循環は心臓だけが担っているわけではありません。

人間の血管を毛細血管まで含めてすべて1本につなげてみると、地球を2周半するほどの長さになります。頭のてっぺんから足先まである、それだけ長い血管の先の先まで血液を確実に送り届け、さらに帰ってこさせるという仕事は、たった一つの心臓の力だけで行えるものではありません。

それは、弾力性のある柔軟な血管や筋肉の収縮があってはじめて可能になっています。

歩かない人は、そのような血管や筋肉の血液循環の機能を発揮させることができないために、足先にたまりがちな血液を重力に逆らって心臓に戻すことが難しくなるわけです。

●歩くと血液循環が良くなり、血圧が下がるわけ

「足は第二の心臓」と言われます。それは、歩くことによって、下半身から足先までたまっている血液を心臓に送り返すことを促してくれるからです。

ただ歩くだけで、なぜ足は第二の心臓になれるのでしょうか。
それは、歩くことで下半身に付いている大きな筋肉がバランスよく収縮し、それによって筋肉内の血液がポンプのように先に先にと送り出されるからです。筋肉を使うということは、筋肉が収縮をくり返すということです。筋肉は、伸びたり縮んだりすることによって骨格を動かしています。

このとき、筋肉が縮むと、筋肉内にとどまっていた血液が筋肉の外に飛び出し、次に伸びると筋肉に新たな血液が送り込まれてきます。水の中でスポンジを握ったり放したりしたときと同じように、筋肉の収縮によって筋肉内部の血液が自然に動くわけです。歩くことで、下半身の筋肉は血液のポンプになるのです。

下半身には、全身の3分の2の筋肉が集まっています。それらの筋肉をくり返し動かすことは、足のほうにたまって淀んでしまいやすい静脈血を、再び上半身にある心臓に送り届けるために都合がいいのです。

歩くことは、自分の意志でできる

このことは、人間が二足歩行をしていることと深い関係があります。

人間の足は、心臓から最も遠い場所にあります。しかも2本足で立ちますから、血液が足にたまりやすくなります。直立しているとき、人間の血液の7割は下半身にたまっていると言われています。

脚の静脈には、逆流防止のために弁がついています。静脈の血液が心臓の方に戻る力が弱まると、弁の周囲に血液がたまり、血管にコブをつくります。これが静脈瘤という病気で、立ち仕事をしている人や歩かない人に起こりやすい疾患です。

年齢を重ねると誰でも血管が硬くなって弾力性がなくなっていきますから、血液を末梢で送る力も弱くなります。このため年をとるほど血圧が上がってくるわけですが、いつも歩いて活発に動いている人は全身の血流が良いので、血圧も安定しています。

血圧の高い人は、心臓、肺に負担のない範囲では、どんどん歩くと良いのです。高血圧は心臓病や脳卒中のリスク要因でもありますから、歩くことはここでも長生きにつながります。

血液循環が悪くても、血圧が高くても、それを自分の意志で改善することはできません。人体には機械のようにツマミなど付いていないのです。

しかし、よく歩く、毎日の生活活動を活発にするということは、自分の意識でできることです。それは生きている証拠ですし、余生の健康と幸福の源にもなります。

歩かない人は認知症になりやすい？

認知症は生活習慣病でもある

認知症という病気は、高齢社会の到来とともに急増しています。２０２５年には患者数は４７０万人にものぼるとも言われます。

認知症の患者さんには介護の必要もあるため、社会的にも大きな問題です。多くの人が「自宅の場所も家族の顔もわからなくなって施設に入るのなんてイヤだ」と、この病気を恐れています。

しかも、認知症は脳の細胞が壊れていく病気で、その壊れた細胞を元通りにすることはできません。治療によって症状は改善しても、病気自体は治らないのです。そこでいま叫ばれているのが、認知症の予防です。

認知症の原因はすべてが解明されているわけではありませんが、糖尿病や心臓病や高血圧などと同じように、その人の生活習慣によって発病が促されてしまう病気であることはわかっています。

しかも、認知症にならないように注意すべき生活習慣は、肥満、運動不足、喫煙、ストレスなど、ほかの生活習慣病とほとんど同じです。

生活習慣病にならないための生活を心がけることが認知症の予防にもつながる、ということなのです。

信号を渡りきれない人は認知症の始まり!?

どのような病気の治療でも同じですが、認知症も早期発見・早期治療が大切です。本格的な認知症になる前の段階を「軽度認知障害（ＭＣＩ）」と言います。ＭＣＩをそのまま放置しておけば、4～5年ではっきりした認知症の症状が現れてくるとされています。

ＭＣＩの段階で発見して治療を始めれば、認知症の発病を何年も遅らせることができたり、そのまま治ってしまう人もいると言われています。

ところが、ＭＣＩの段階で「自分は認知症予備軍かもしれない」と思って受診する人はまれです。また、たとえ受診したとしても、ＭＣＩの診断はなかなか微妙で決して簡単ではありません。こうした点がネックとなって、認知症の早期発見・早期治療はそう簡単にはいかないのが現状です。

しかし、この点で、最近アメリカで新しい研究報告がありました。その人の歩行を調べることで、MCIかどうかが診断できる可能性があるというのです。

アメリカの研究チームは、世界17か国の2万7000人の歩く速さを調べ、MCIの発症率とどのような関連があるのかを調べました。すると、以下のようなことがわかったのです。

MCIの人は、正常の人の「歩行」と比較して以下の三つの違いがあると報告されました。

①MCIの人は正常の人と比べて、歩くスピードが遅い
②MCIの人は正常の人と比べて、歩幅が狭い
③MCIの人は正常の人と比べて、足の運び方が乱れていてふらつきやすい

歩行速度については、秒速80㎝以下で歩く人はMCIの可能性が1・5倍、記憶力低下の自覚が2倍になると報告されています。

秒速80㎝は、時速に直すと約2・9㎞です。

たとえば横断歩道の信号機は、遅くても秒速100㎝で渡り終われるように、青の時間を設定しているそうです。したがって、信号が青になって横断歩道を渡り始めても、青のうちに渡りきれない人は要注意、ということになります。

●歩くと、脳が活性化する

歩くことは全身の血液循環を良くするばかりか、脳の血流も良くすることがわかっています。これは認知症予防にとっても良いことと言えるでしょう。

また、私たちはふだん意識せずに歩いていますが、実は歩くということは大変に精密な作業です。それは、歩くロボットを開発するまでに大変な年月と労力が注がれたことからもわかるでしょう。

2本足で直立し、脚を交互に前に出すことによって前へ進むのが「歩行」です。そのとき同時に、全身の微妙なバランス調整も行われています。ちょっとよろめいても瞬間的に感知して、それをサポートする動きが反射的に行われています。

しかも、歩いていてぶつかったり、どこかに落ちたりしてはいけません。視覚や聴覚によるたくさんの情報も、歩きながら常に脳で解析し、結果を予測して、それに対処して歩いていかなければならないのです。

スムーズに歩くには、精密機械でも困難なほど複雑な動きに加え、瞬間的な情報処理が必要なのです。

私たちはただぼんやり歩いているだけでも、脳のさまざまな箇所を活発に働かせ、膨大な情報を処理して全身を動かしている、ということなのです。歩くことをやめてしまうと、そのような脳の活性が必要なくなるために認知症になりやすくなる、ということは言えると思います。

寝たきりになると、使わなくなった筋肉が弱っていき、今度は起きて使おうにも使えなくなってしまいます。だからお年寄りは、いったん寝たきりになると、原因の疾患が治っても床から出られなくなってしまうのです。若い人であっても、骨折すれば、ギプスで巻いた関節は固まり、筋肉は細くなってしまいます。

使わないと衰えるのは、脳も同じなのです。

●心に余裕を持って歩こう

「だから歩くことがいちばん大事なんですよ」

患者さんにこのようなことをお話しすると、みなさん喜んで歩いていただけます。しかし、なかには頑張りすぎてしまう人もいます。

不思議なことに、自分の頭ではいくら考えても、何が健康に良いのか、どのくらいの程度がいちばん良いのか、そういうことはなかなかわかりません。多くの人が健康情報を過信してやりすぎてしまうのも、自分の体のことはいくら考えてもわからないからです。

「歩くのが大事」とか「歩くスピードが落ちたら認知症の危険」などと言うと、患者さんは「それじゃあ頑張って歩かなアカン」と必死になって歩きますが、歩きすぎてかえって膝を痛めてしまう人も少なくありません。

大げさに手を振って、大股で、早足で歩く「エクササイズ・ウォーキング」がはやっていますが、それは運動（スポーツ）であって、万人の健康法ではないと私は思っています。

健康法は、毎日の生活の中にあるのだと思います。

特に高齢で膝が痛いような人は、自分の好きなペースで歩けばいいのです。「ボケ防止にウォーキングや！　1日5000歩や、1万歩や！」

そうやって自分の尻を叩いても、いいことはありません。転んでケガをするのが関の山です。

ウォーキングが上達するために歩くわけではなく、生活で必要があるから歩くのです。特に歩く必要がなければ、ぶらぶらと好きなように楽しんで歩けばいいのです。

「歩く」という漢字は、「少し止まる」と書きます。ときには少し止まって、心に余裕をもって歩きましょう。やりすぎは禁物です。

歩かない人は胃腸の調子が悪い？

● 歩かない人は大腸がんになりやすい!?

生活習慣というのは、人それぞれです。毎日どのくらい歩いているかということも、人によってかなり違います。その差が毎日毎日積み重なっていって、生活習慣病の発症につながっていきます。

がんも、生活習慣と関係の深い病気です。生活習慣に加え、体質、老化などの要因が組み合わさって発病につながっていくと考えられています。がんも生活習慣病であるわけです。そこで、いろいろな生活習慣とさまざまながんの発症の関係を明らかにしようと、盛んに疫学的研究が行われています。

2007年、「歩かない人は大腸がんになりやすい」という研究結果を示す報告がありました。東北大学大学院公衆衛生学の研究チームによるレポートです。研究チームは、宮城県内に住んでいる40歳から64歳の人たちにアンケートを行い、歩行の習慣と大腸がんの発症に関連があるかどうかを調査しました。回収できた有効なアンケート数は、4万7605名にのぼりました。

その結果、男性では、歩行時間が1日1時間以上の人たちは、1日30分未満の人たちに比べて、大腸がんを発症するリスクが43%も低いことがわかったのです。

歩かない人は大腸がんになりやすい、ということを示す調査結果でした。

歩くと胃腸の蠕動運動が活発になる

歩くと、なぜ大腸がんのリスクが低くなるのでしょうか。

それは、自律神経の働きと関係があるようです。

歩行のように、ゆっくりと呼吸しながら行う運動は「有酸素運動」と呼ばれます。逆に、息を止めて筋肉に力を込める腕立て伏せのような運動は「無酸素運動」です。

有酸素運動は、自律神経の副交感神経の機能を高めます。のんびりとリラックスして、安心している状態です。ぬるいお風呂に入っているようなときも、同様の状態になります。このように副交感神経が優位のときは、胃や腸などの消化器系の器官がよく働きます。

逆に、無酸素運動をしていたり、猛烈な忙しさで仕事をしていたり、ストレスを感じたりしているときは、交感神経が優位になります。心身は緊張し、血圧は上がり、消化器官の働きもほとんどストップしています。

のんびりと自分のペースで歩いていると副交感神経が優位になって、心身は自然にリラックスし、胃腸の蠕動《ぜんどう》運動が盛んになります。消化吸収の機能が高まり、便の動きも早くなって、便秘解消にもつながるわけです。

便にはたくさんの悪玉菌がいて、腸内でいろいろな毒素を吐き出しています。それが大腸がんのリスクになると考えられています。慢性的に便秘がある人は、腸内に便がたまっている時間が長くなり、毒素を出す悪玉菌の量も多くなっています。大腸がんのリスクはより大きくなります。

よく歩くと便通が良くなり大腸がんのリスクも低くなる、というわけです。

腸という臓器は、単に消化吸収のためだけにあるのではなく、全身の免疫にも深く関わっていることがわかっています。

年齢を重ねると免疫力が落ちてきて、がんをはじめさまざまな病気の原因になったり、治癒を遅らせたりします。

よく歩く人は、腸が活発に動きよく働いているので免疫力が強く、いつまでも若々しく元気でいられる、そういう要因も大きいはずです。

歩いていれば、健康は保てます。歩くことをやめてはいけないのです。

第2章

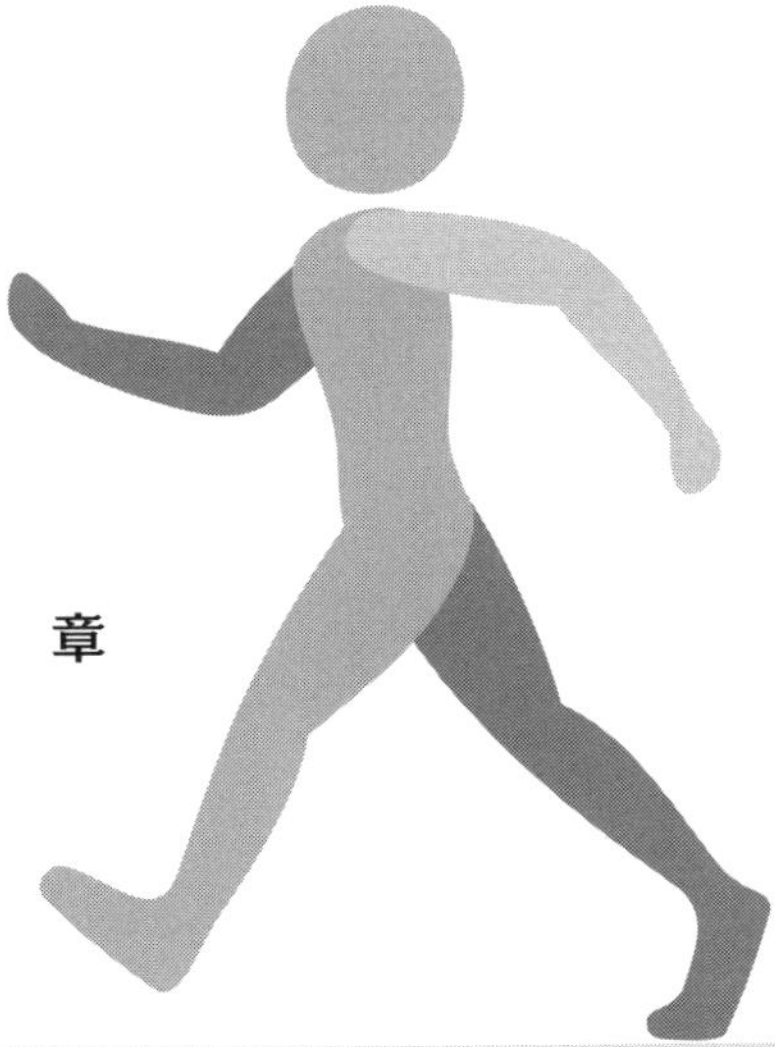

膝はなぜ痛むのか？その原因と対処法

体の痛みをどのようにとらえるか

中高年になると、体のあちこちが痛くなります。程度の差はあっても、誰もが経験することでしょう。

中高年の体の痛みのほとんどは、関節です。頸、肩、腰、股関節、膝、足など、慢性的な（おもに老化による）痛みが起こる部分には必ず関節があるものです。

なぜ関節は痛むのでしょうか。関節は骨や筋肉、靱帯などが組み合わさって複雑な構造をしていることと、そこにいつも複雑な力が加わっていることなどが原因でしょう。

なぜそこに関節があるのかというと、関節があると動けるからです。動きたい方向に動けるように関節はでき上がっているのです。だから関節は動かすのが本来の姿で、動かさなければすぐに動かなくなります。

しかし、関節が痛いとなると、うまく動けなくなります。膝が痛いと歩くのがイヤになるのは当然のことです。それがロコモに、そして健康寿命の終焉につながっていきます。

中高年の関節の痛みは、「たかが痛み」とは言えないのです。

痛みは、体が発している何らかのサインだ、と言われます。関節を動かせば痛いのであれば、「動かすな」というサインだ、というわけです。だから動かすな、と言う人もいます。

確かにそうかもしれませんが、体のサイン通りにしていればロコモの始まりになります。動くと痛いというサインであることは確かなことかもしれませんが、それをどのように受け取るのかは、その人次第です。

いろいろなサインに接して、私たちはその意味を考え、行動を判断していきます。

膝の痛みも、マイナスに受け取るか、プラスに受け取るかです。「もう年だから歩くなということだ」ととらえるのか、あるいは「このまま歩かないとロコモになるから、頑張って歩けということだ」ととらえるのか。「歩くな」と考えた人は、健康長寿をあきらめた人です。「歩こう」と考えた人は、まだまだ人生は長い、やりたいことはたくさんある、楽しまなければ損、と思っている人です。

関節は使うために存在しています。特に膝関節は使わないと（歩かないと）ロコモになって早死するかもしれない。そういう基本的なことを理解していれば、同じ「痛み」でもとらえ方は変わってくるものではないでしょうか。

私は患者さんに「膝の専門的なことは私に任せてくれたらいい。あまり考えすぎると、必ず悪いほうに考えてロクなことはない（笑）」と、よく言います。しかし、自分の痛みに対して基本的なことを正しく理解しておくのも大切なことです。

前の章で、「変形性膝関節症で膝が痛くても、いままでと同じように歩く、歩くのをやめたらいけない」ということは、理解してもらえたと思います（その理由はあとの章で、さらに詳しく述べるつもりです）。

第2章ではもう一歩突っ込んで、「なぜ膝が痛くなるのか」ということを理解しておきたいと思います。

変形性膝関節症はなぜ痛い？

●スムーズな二足歩行のためにつくられた精密部品＝膝関節

関節は、二つの骨が組み合わさった部分です。関節があるおかげで、二つの骨がつながって動くことができるようになります。

膝関節は、膝の上にある太股の骨（大腿骨）と膝の下にある脛《すね》の骨（脛骨《けいこつ》）をつなぐ関節です。この関節のおかげで、脚をまっすぐに伸ばした状態から足を後ろのほうへ曲げることができるわけです。

膝が曲がらなければ、おもちゃの兵隊さんのようになってしまいます。一歩ごとに全体重が足にかかり、とてもスムーズには歩けません。

膝関節の内部はどのようになっているのでしょうか。図を見ながら説明しましょう（次ページ参照）。

膝関節を構成している骨は、太股の骨と脛の骨（脛骨と腓骨）のほかに、いわゆる「お皿」と呼ばれている骨があります（膝蓋骨《しつがいこつ》）。

大腿骨と脛骨を実質的につなげているのは、靱帯という組織です。骨と骨をつなぐベルトのような紐で、前後2箇所で×印のようになっている「十字靱帯」のほかに、内側と外側にも付いています（内側側副靱帯・外側側副靱帯）。

靱帯は、二つの骨が正しい方向に動くようにくっついています。しかし、激しいスポーツでのアクシデントや階段の踏み外しなどで、関節が本来は曲がらない方向に強く押し出されることがあります。すると、二つの骨をつなげてい

正常な膝関節

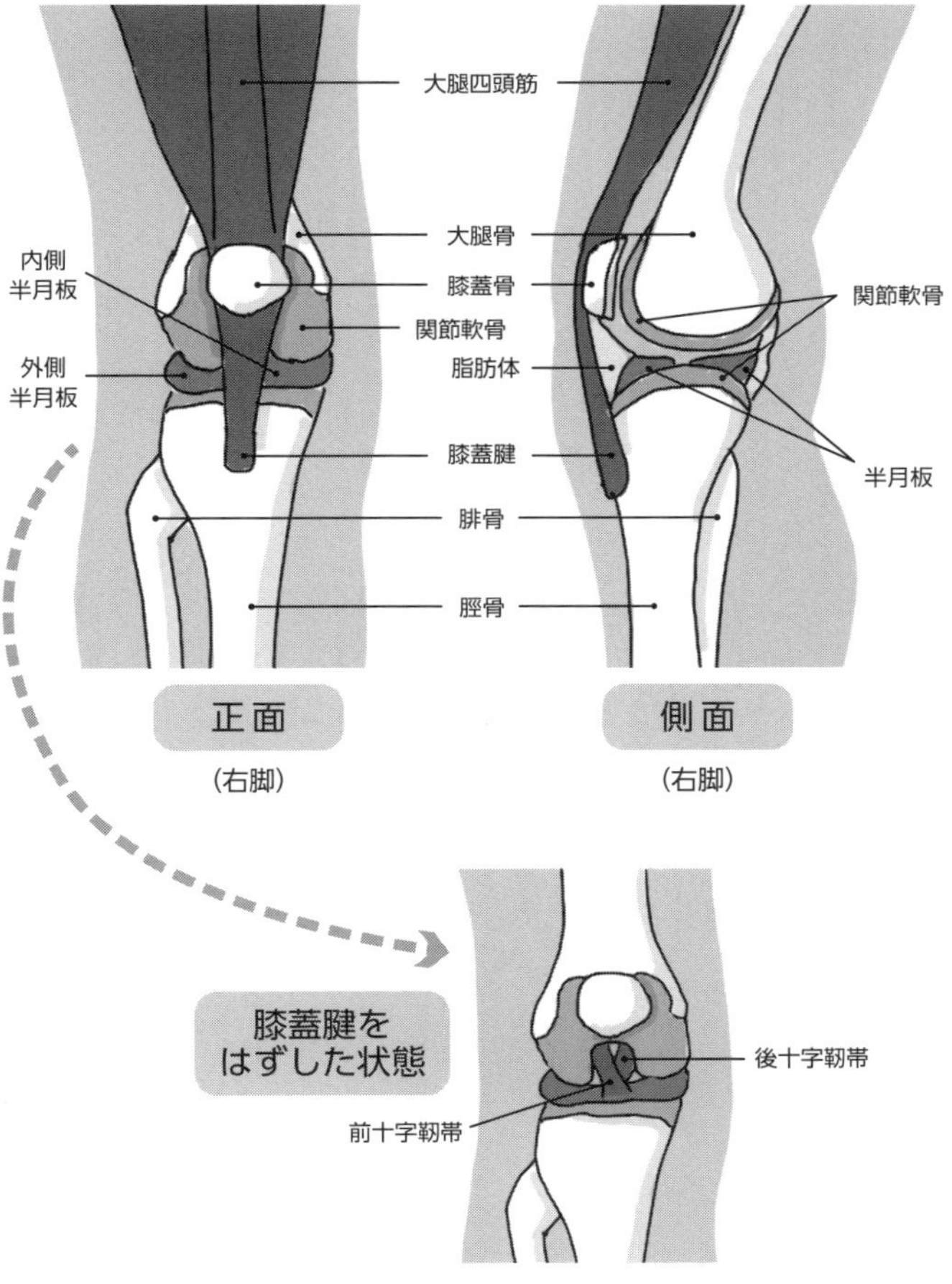
大腿四頭筋
大腿骨
内側
半月板
膝蓋骨
関節軟骨
関節軟骨
脂肪体
外側
半月板
膝蓋腱
半月板
腓骨
脛骨
正面
（右脚）
側面
（右脚）
膝蓋腱を
はずした状態
後十字靭帯
前十字靭帯

る靱帯が無理に引っ張られ、伸ばされ、激痛を起こします。これが捻挫です。足関節に多いですが、次いで膝でも多く見られます。

関節内でもう一つ重要な組織が、軟骨です。

関節でつながれている骨の表層部分は、「関節軟骨」という厚さ5㎜くらいの比較的軟らかい組織でおおわれています。骨同士がむき出しでぶつかっていてはすぐにすり減ってしまうので、関節軟骨でガードしているのです。

また、膝関節でつながる二つの骨は、お互いに先端が二つの山のような形をしています。このため、歩くたびにお互いの山の部分がぶつかり、この部分の衝撃はより強くなります。そこで、二つの山がぶつかる部分（膝の内側と外側の2箇所）には、「半月板」という別の軟骨類似組織も備え付けられています。

さらに、それぞれの骨の先端には太股やふくらはぎにあるさまざまな筋肉が巧妙に接続していて、その筋肉群がそれぞれバランスよく伸縮することによって、膝関節は思い通りにうまく動いています。

膝関節は大腿骨と脛骨のつなぎ目ではありますが、蝶番《ちょうつがい》のように一つの部品だけでつながっているわけではありません。このように、いろいろな組織が複雑に組み合わされてできています。

変形性膝関節症は「使いすぎ」が原因ではない

複雑な構造をしている膝関節ですから、痛みの原因もさまざまです。

しかし、中高年の年齢で、ケガなどで急に強い痛みが現れた場合以外、つまり特に理由もはっきりしないまま慢性的に少しずつ痛くなってきた場合に、最も多いのは変形性膝関節症です。

変形性膝関節症は、関節内の骨のまわりをおおっている関節軟骨や半月板などの軟骨がすり減る疾患です。原因はさまざまで、それを特定することは難しい場合が多いのです。

ただし、軟骨というのはそう簡単にすり減るものではありませんし、変形性膝関節症は若い人にはあまり起こりません。したがって、体の経年変化（つまり老化）がいちばんの要因になっていると考えられています。

「私はよく歩くから、それで軟骨がすり減ったのではないか」

そう心配する人がいますが、それは間違いです。むしろ、あまり歩かなかった人ほど、中高年になってから変形性膝関節症になりやすいのではないかと思われます。

それは、歩かないと膝関節の軟骨に十分な栄養がいかないからです。

軟骨には血管がないので血液は届きません。軟骨の栄養は、関節液が供給しています。歩かないと関節液が関節内に滞って古いままなので、軟骨も弱ってしまうのです。

膝が痛くて歩かないと変形性膝関節症がさらに悪化する理由も、ここにあります。

●太っていても、適度に歩けば大丈夫

変形性膝関節症は、女性に多いことも確かなことです。統計的には、男性の3～4倍多いと言われています。理由の一つとして、女性は男性よりも筋力がない、ということがあげられます。

また、女性は閉経後、それまで軟骨を守る役割を果たしていた女性ホルモンが急激に減ります。これも、変形性膝関節症の発症をうながすと考えられます。実際、変形性膝関節症は、男性では60代になると増えますが、女性は50代から増えていきます。閉経は、少なからず影響しているはずです。

肥満も、体重を支える膝関節の痛みを引き起こしやすい要因です。確かに、太っている人に膝が悪い人は多いようです。しかし、適度に歩く生活を続けている中高年の方の場合は、たとえ太っていても痛みなく歩けている人は多いものです。

変形性膝関節症の原因は複雑ですが、生活の中で適度に歩くことは、その予防にも治療にもつながっていることは間違いありません。

●膝関節が少しずつ変形していく

変形性膝関節症は、エックス線の検査で診断できます。

次ページ左の写真は、正常な膝関節です。骨のまわりで白っぽく映っているものが軟骨です。大腿骨も脛骨も、しっかりと関節軟骨におおわれていることがわかります。

一方、右の写真は変形性膝関節症がかなり進んだ状態のエックス線写真です。膝の内側の部分の関節軟骨がすり減っていて、骨同士が接触しています。ただし、変形性膝関節症は一気にこのような状態になるわけではありません。まったく自覚症状のない段階から、何年もかけて少しずつ進行していきます。その途中で痛みを感じるようになり、それが次第に強くなっていきます。関節

変形性膝関節症のレントゲン写真

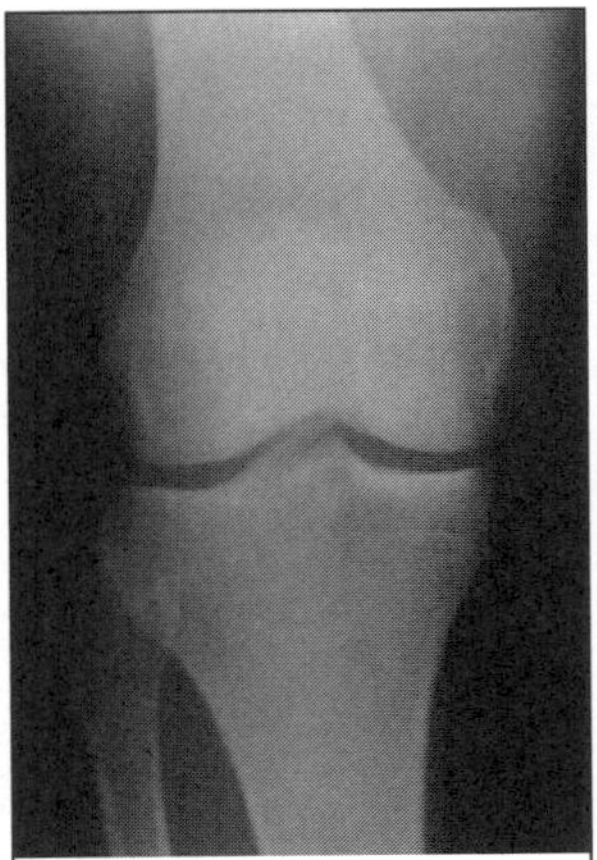

正常な膝関節

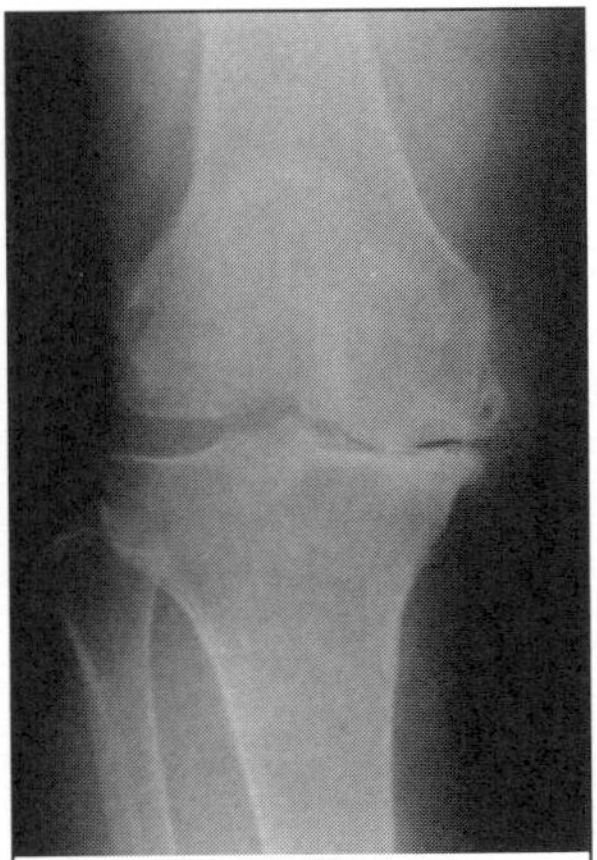

かなり進んだ
変形性膝関節症

内部では、慢性的に少しずつ変化が起こっているわけです。

すべての疾患に言えることですが、変形性膝関節症もできるだけ早く診察を受け、早い段階から対処（保存的治療、リハビリ、安静にしすぎないなど）を始め、それを継続していくことが重要になります。

変形性膝関節症の診断では、どのくらい進行しているかの目安を考えます。いくつか基準がありますが、簡単に初期・中期・末期の三つのステージ（病期）に分けると、以下のようになります（次ページの図を参照）。

①初期の症状（関節軟骨がすり減り始める）

関節軟骨は、コラーゲンというタンパク質が土台となってできています。これが少しずつ壊され始めると、関節軟骨はすり減っていきます。

関節軟骨がすり減って、その下の骨（軟骨下骨）に負担がかかるようになると、そこに少しずつ変性が起こってきます。ごく微小な骨折が起こったり、骨が硬くなったりします。またぶつかっている部分の骨が盛り上がったり、トゲ

変形性膝関節症の進行

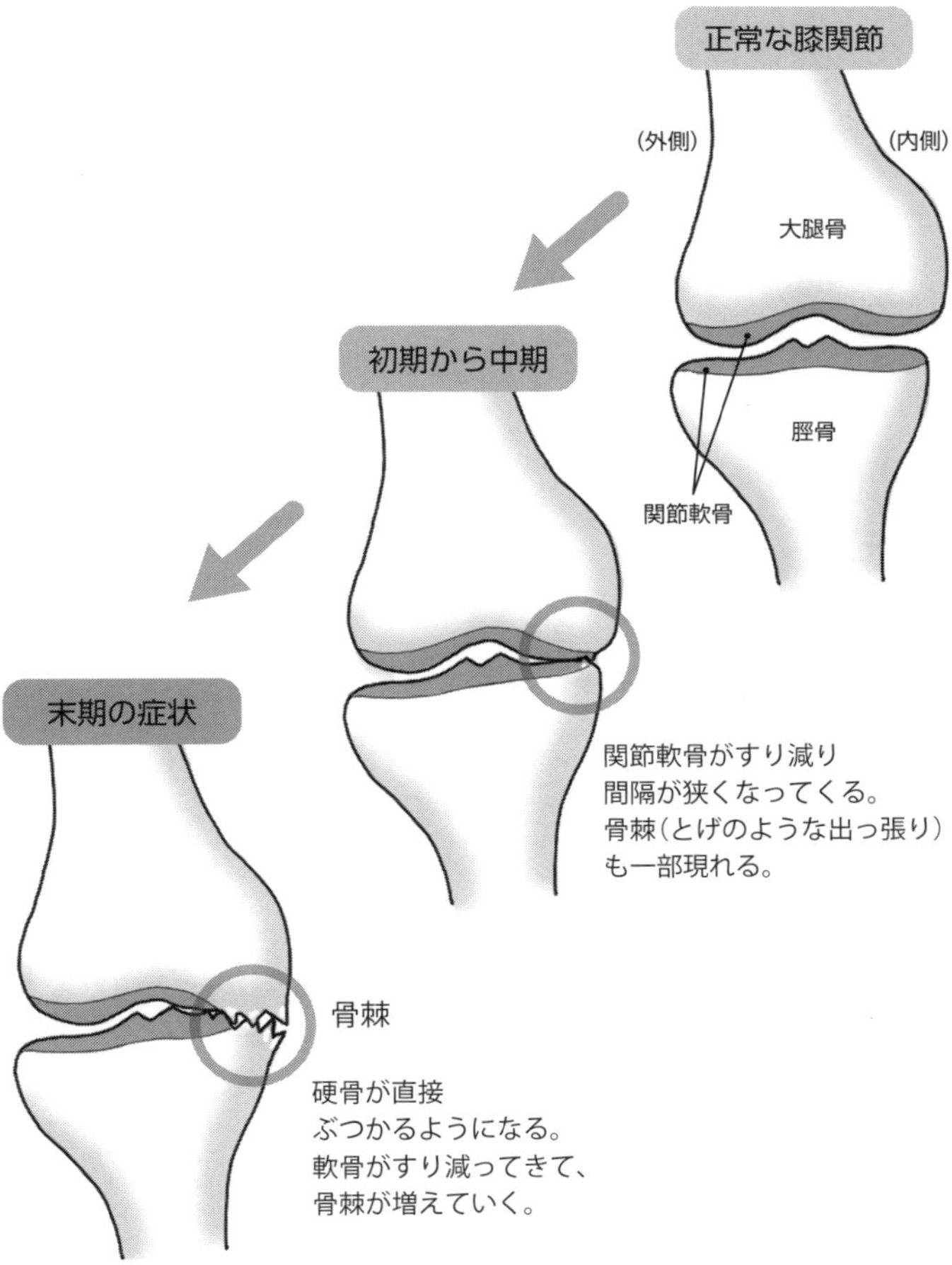
正常な膝関節
(外側)
(内側)
大腿骨
脛骨
関節軟骨
初期から中期
関節軟骨がすり減り
間隔が狭くなってくる。
骨棘(とげのような出っ張り)
も一部現れる。
末期の症状
骨棘
硬骨が直接
ぶつかるようになる。
軟骨がすり減ってきて、
骨棘が増えていく。

のような出っ張り（骨棘《こっきょく》）ができたりします。

この段階では痛みはさほど強くなく、朝起きたときは痛くても日中は忘れている、あるいは歩いて痛くなっても少し休んでいれば治るといった程度です。

関節軟骨はエックス線には映らないので、どのくらい磨耗が進んでいるのかはわかりません。しかし骨の変形が始まっていれば、変形性膝関節症の兆候は診断できます。

②中期の症状（膝の変形、O脚が目立つようになる）

中期になると痛みは持続的になり、正座や階段の昇り降りができなくなってきます。時には安静にしていても痛くなることもあります。

関節がはっきり変形してくるのも、この時期からです。

日本人の変形性膝関節症の多くは、関節の内側の軟骨がすり減ります。関節の内側ばかり重力がかかるので、関節の内側の骨が刺激を受けて増殖し、少しずつO脚になっていきます。膝がまっすぐに伸びにくくなり、歩き方にも変化が現れてきます。

膝関節が腫れたり、いわゆる「水がたまる」症状も、この時期に現れてきます。水がたまるのは、関節軟骨がすり減って、その削れたゴミが関節内にたまって炎症を起こすためです。

この時期に少しずつ歩くのが億劫《おっくう》になってくると、体重が増加したり、関節への血液や関節液の循環が悪くなって、変形性膝関節症はさらに進行します。そして進行して痛みが強くなれば、よけいに歩かなくなるという悪循環になっていきます。

膝の痛みがときどき起こるようになったら、変形性膝関節症が中期にさしかかっているかもしれません。放置しても決して治ることはなく、悪くなる一方なので、できるだけ早く受診して対処すべきです。

③末期の症状（日常生活が困難に）

関節軟骨や半月板は完全に擦り切れ、骨がむき出しになった状態です。むき出しになった骨はさらに硬くなっていき、象牙質のようになっていきます。

エックス線検査の画像を見ると、関節の隙間がまったくなくなっていたり、関節が大きく変形して膝の動きを制限していることもあります。

痛みはさらに強くなり、普通に歩くことも困難になっていきます。一般的には、人工膝関節の手術が勧められます。

変形性膝関節症の治療

●手術をしないで日常生活の改善を（保存療法）

膝の痛みで整形外科を受診して「変形性膝関節症」と診断されると、通常は保存療法からスタートします。

保存療法というのは、手術をしないで行う治療です。運動療法、温熱療法、肥満の改善、足底板・杖・装具療法（サポーター等）などの活用、物理療法（電気治療等）、ヒアルロン酸注射などの治療を継続的に行って、痛みが軽減するかどうかを診ていくのです。

多くの患者さんは、できれば手術はしたくないと考えますから、最初は保存療法を頑張ります。しかし、半年、1年、2年とたつうちに、そのモチベーション（動機）は薄れていき、家庭での生活を含めたさまざまな対処がおろそかになっていきます。「歩かなくなる」というのは、その最大で最悪の一つです。歩かなくなるいちばん大きな理由は、やはり痛いからです。

●痛みと付き合いながら歩けるか

保存療法をやっても、すぐに劇的に痛みがなくなるわけではありません。

保存療法を継続して行うということは、いまある痛みをガマンしながら基本的な生活を続けていく、ということです。それは、もしかしたら生涯続くかもしれません。それを覚悟して、歩くということです。

しかし多くの患者さんは、通院して先生に診てもらっていて、自分も頑張っているのに、やっぱり痛い、保存療法なんかやっても無駄なんじゃないかと、考えてしまうようです。

一般的には、その痛みを確実に取るには「人工膝関節しかない」と言われ、手術を勧められます。そう言われた患者さんは「この痛みを取るためには人工関節の手術を受けるしかないのか」と思い込んで、人工膝関節の手術を決断することになります。

しかし実際には、変形性膝関節症の痛みは、普通の生活で膝を使っていれば(つまり普通に歩いていれば)いずれは消えるものです。完全に消えなくても、ガマンして生活できるようになっていきます。

膝関節の変形は進みますが、それは老化などのいろいろな要因(体の都合)によって、変形せざるを得ないから変形しているのです。ありがたいことに歩けているのですから、変形は受け入れるしかないと思います。

そこまでやっていくための保存療法です。

保存療法というのは、一生続けるもの。そのくらいの覚悟で取り組んでいくことができれば、あえて手術をしなくても、良い人生を送ることができるのではないでしょうか。

保存療法の具体的な解説については、第4章で述べます。

●傷んだ関節軟骨をクリーニングする……関節鏡手術

変形性膝関節症の手術は、従来から主に、①関節鏡手術、②高位脛骨骨切術、③人工関節置換術の三つがあります。

私が診療所開業前に勤務医として行っていたのは、関節鏡手術です。

関節鏡手術は、膝に小さな孔を開け、関節内で自由に動かせる関節鏡を挿入し、関節の内部を拡大した映像をモニターで見ながら、傷んでいる半月板や関節軟骨を郭清《かくせい》して（切り取って）いきます。切り取った破片等は、水を循環させて取り除いていきます。

関節軟骨をクリーニングしてしまうと、変形性膝関節症の進行を早めるのではないかと思われるかもしれません。しかし、このようにして関節内の傷んだ軟骨を郭清すると、多くの患者さんは「ラクになった」と言います。膝の痛みが軽くなる、時には著明に改善してしまうのです。

おそらく、ぼろぼろになって中途半端に残っている関節軟骨は、もう緩衝材としての役割を果たしていないばかりか、関節の「段差」になっていて、重力がかかったときに痛みを引き起こしているのだと思います。それを取り除くのが、関節鏡（内視鏡）による手術です。

いま一般的には、変形性膝関節症に対する関節鏡手術の評価は否定的です。そんなことをしても膝関節の変性は治らないし、痛みも取れない、むしろ骨がぶつかり合って関節の変形を早めてしまう、というのです。

しかし、私が約4000例の患者さんに対して行った経験で言えば、痛みが大幅に軽減されるケースも少なくありません。手術後の対処を継続すれば、そのまま人工関節にしなくても生涯痛みをコントロールできるようになります。

確かに、人工関節のように変形性膝関節症の問題をすべてなくしてしまう手術ではありません。変形は、手術後も少しずつ進んでいきます。

しかし、痛みが取れて自分の脚で歩くことができれば、それでいいという患者さんは少なくありません。生涯、自分の脚でしっかり歩いて、ロコモにならない人生を送りたいと願う人には、関節鏡手術も一つの有力な選択肢だと私は考えています。

症例

80歳をすぎた女性が関節鏡手術、いまも元気いっぱい

関節鏡手術は、おもに若い人のスポーツ障害（半月板損傷）に対して行われます。中高年の変形性膝関節症では、60代までの比較的元気な人以外は推奨さ

れません。

お年寄りになったら、関節鏡手術をしても無駄で、結局は人工関節にするしかないと考えられているのです。

しかし私の経験では、80歳をすぎたお年寄りの変形性膝関節症でも十分に効果があることがわかっています。一人の患者さんを紹介しましょう。

Hさんは、私が以前勤めていた病院に外来でやって来ました。当時81歳の女性です。

もともと両膝が悪く、左膝のほうは数年前にほかの病院で人工関節の手術を受けていました。その後、主治医から「右の膝も人工関節にする手術をしたほうがいい」と勧められましたが、Hさんは左膝の手術の経験が良くないものだったのか、もう人工関節の手術は受けたくないと考えて私のところを受診したのです。

エックス線検査を行うと、右膝も末期に近い状態です。100人の整形外科

関節鏡手術の症例（右膝）

81歳・女性（左膝は人工関節）

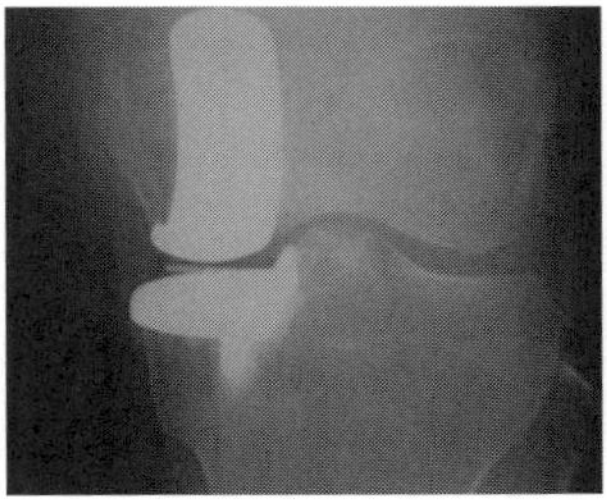

左膝
（人工関節）

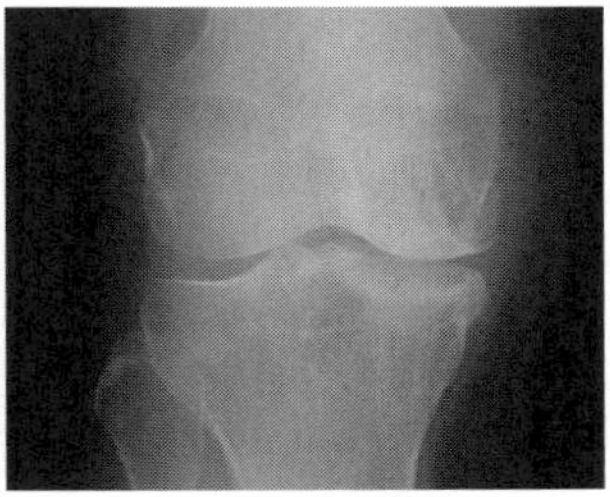

右膝の状態
（レントゲン写真）

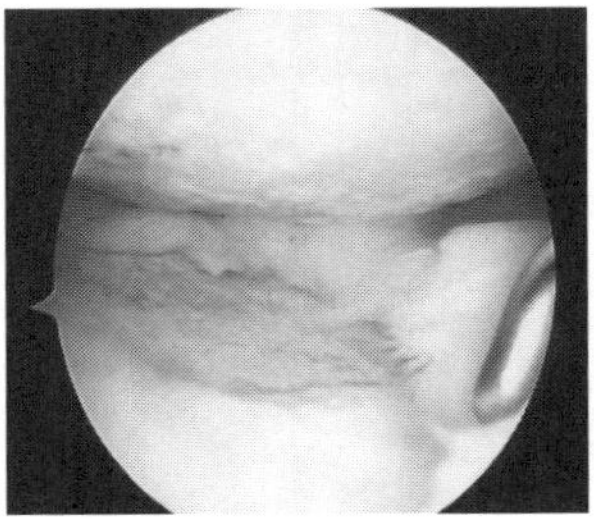

右膝の術前
（クリーニング前）

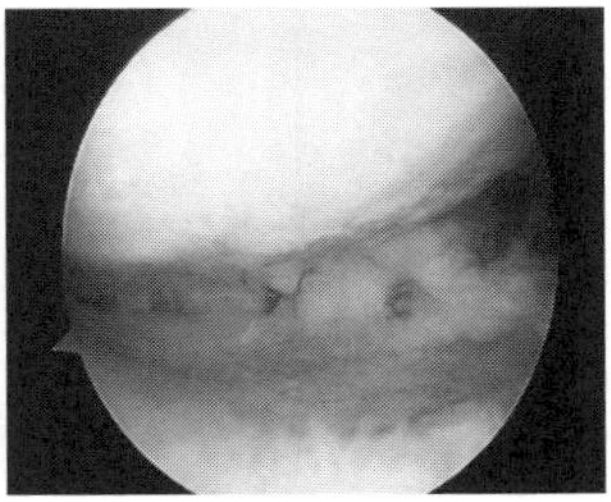

右膝の術後
（クリーニング後）

医が診たら、99人は人工関節を勧めるでしょう。あとの一人は、私のような、自分の膝を温存する治療にこだわる医師です。

私は、関節鏡手術をやってみることを勧めました。

このときの手術の様子は、ビデオに残っています。関節軟骨も半月板もぼろぼろで、すべてを切り取ってクリーニングしました。手術中は、麻酔によって眠ってもらいます。手術自体の時間は20分程度です。患者さんは1時間ほどすると目を覚まします。

手術後、Hさんはそのまま1泊2日の入院となりました。1泊ですから、患者さんの負担も少なくて済みます。

結果は良好で、痛みはほとんどなくなりました。術後も、ヒアルロン酸の注射などを継続して行っていてとても調子が良く、元気に歩いておられます。この方は現在90歳になっていますが、いまも元気に歩いて私の医院に通院されています。

関節鏡手術は、医師の経験や技術が求められる手術です。残念ながら最近は変形性膝関節症に対して行われる件数が少なく、熟練した医師も少ないのが現状です。

私は現在は関節鏡手術を行っていませんが、もし必要な患者さんがいて希望された場合には、信頼できる専門医を紹介しています。

●脛骨を切り取って関節の角度（O脚）を修正……高位脛骨骨切術

変形性膝関節症の手術として、高位脛骨骨切術という方法もあります。

変形性膝関節症は膝の内側の軟骨がすり減っていくことが多いのですが、それは日本人に特有のO脚も原因の一つと言われています。また、内側の軟骨がすり減るとよけいに内側に体重がかかるので、さらにO脚になっていきます。

変形性膝関節症とO脚は悪循環の関係にあるわけです。

そこで次ページの図のように、膝関節の下にある脛骨を楔状に切り取って角

高位脛骨骨切術

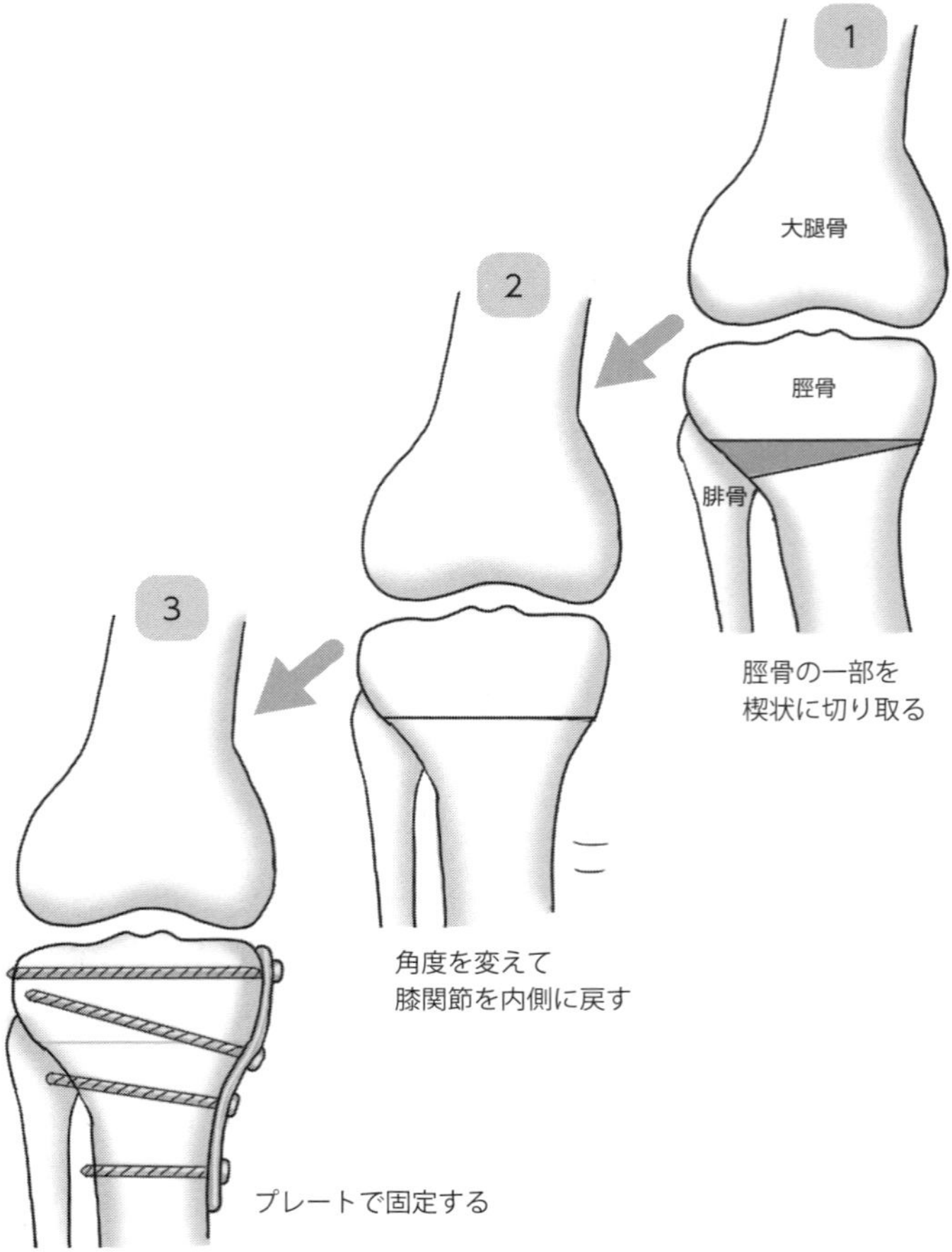
プレートで固定する

度を変え、膝関節を内側に戻してO脚を修正する、というのが高位脛骨骨切術です。ただし、これは膝周辺の環境を整える手術であって、変形性膝関節症に対して直接治療を行うものではありません。すぐに膝の痛みが消えない場合もありますし、改善するにしても時間がかかることがあります。

高位脛骨骨切術は2週間程度の入院が必要となる大きな手術ですし、もとのように生活できるまでに半年ほどかかります。リハビリは手術後すぐスタートして、1年は続けなければなりません。本来の動きができるようになるのは、それからです。

この手術は、たとえばずっとランニングを続けてきて60代になって膝が変形して痛くなったが、今後もランニングはずっと続けていきたいと考えている患者さん、あるいは重いものを持つ、しゃがんだり立ち上がったりが多いなど、膝の負担が大きい仕事に就いている患者さんなどが対象となります。

人工関節のように膝関節の動く範囲を狭めることなく、運動による膝への負担を軽くすることができる点は、高位脛骨骨切術のメリットです。

人工膝関節置換術、メリットとデメリット

人工膝関節が勧められる患者さん

人工膝関節は、膝関節の変形が大きく、痛みも強い患者さんに勧められます。また、比較的高齢者のほうが適応とされています。それは、人工膝関節には耐用年数というものがあるからです。

人工膝関節の手術を行って20年ほど経過すると、人工関節自体の寿命が来て、少しずつズレたり人工関節のゆるみなどが起こってきます。そのときには再び、人工関節の入れ換え手術が必要になることがあります。

人工膝関節の入れ換え手術は初回のときよりも難しく、また高齢になってからの手術になるので、いろいろなリスクも伴うことが考えられます。

50代前半くらいで人工関節の手術を受けると、平均寿命からみても再手術の可能性が高くなってしまいます。このため人工膝関節の手術は、年齢的には65歳から70歳以上の人が適していると言われています。その年齢になるまで、保存的な治療で頑張っている患者さんも多くおられます。

関節をロボット状態にするわけではない

人工関節というと、膝関節の全体をそっくりそのまま人工のものに入れ換えるようなイメージを持ってしまうかもしれません。

しかし実際の人工膝関節置換術で入れ換えているのは、大腿骨と脛骨の関節軟骨の部分、それとお皿の骨（膝蓋骨）だけです。

骨を切り取って人工関節に入れ換えるわけではなく、膝の上下の骨の先端を削り、そこに金属やセラミックでできた人工関節をセメントで取り付ける手術なのです。

骨と骨をつなげている結合組織についても、前十字靭帯など切除される部分もありますが、多くはそのまま残されます。

手術時間は長くて2時間程度で、約3週間の入院が必要とされています。

リハビリは手術した翌日からスタートするくらいに早く行われ、退院後も少なくとも3か月くらいは通院によって行われます。歩くための人工関節ですから、ここを頑張らないと意味がありません。

●メリットは「痛みが取れる確率が高いこと」

人工膝関節の最大のメリットは、痛みが取れる確率が高いということです。多くの患者さんは、満足できる程度に、その効果が現れると言われています。

また、変形がかなりひどくなっていても、その変形した部分を取り換えるため改善します。O脚も矯正されます。

ただし、手術する前まではできていた動きが、手術後にできなくなる、ということはあります。自然に曲がる膝関節のようには、十分に大きくは曲がりません。もともと正座できていたのに手術後はできなくなった、というようなことはあります。

また、膝関節にくり返し重力をかけるようなスポーツや登山などは控えたほうが無難ですが、術後の状態によっては可能です。日常動作では、高いところから飛び下りるようなことは控えなければいけません。

●最大のデメリットは「感染症のリスク」

デメリットとしては、やはり「大きな手術である」ということでしょう。

医学的に、人工膝関節の手術で最も懸念されることは、手術による合併症です。特に人工関節は感染に弱いので、感染症の危険は必ずつきまとうものです。

手術のあとで患部が腫れ、痛みと発熱が起こってきたら、感染症を疑わなければいけません。手術後すぐに起こることが多いですが、数年後のこともあります。

感染症を起こしてしまうと、一度入れた人工関節をもう一度取り出し、関節内で増殖した細菌をすべて死滅させなければなりません。これも大変な手術になります。

人工膝関節の手術のあとで感染症が起こる確率は、1～2パーセントと言われています。100人のうち、1人か2人は感染症が起こるという数字です。

医師はもちろん、感染症を含めた合併症が起こらないように最善の努力をしますが、発生率はゼロにはできません。その可能性については、患者さんはよく考慮して手術に同意すべきでしょう。

第 3 章

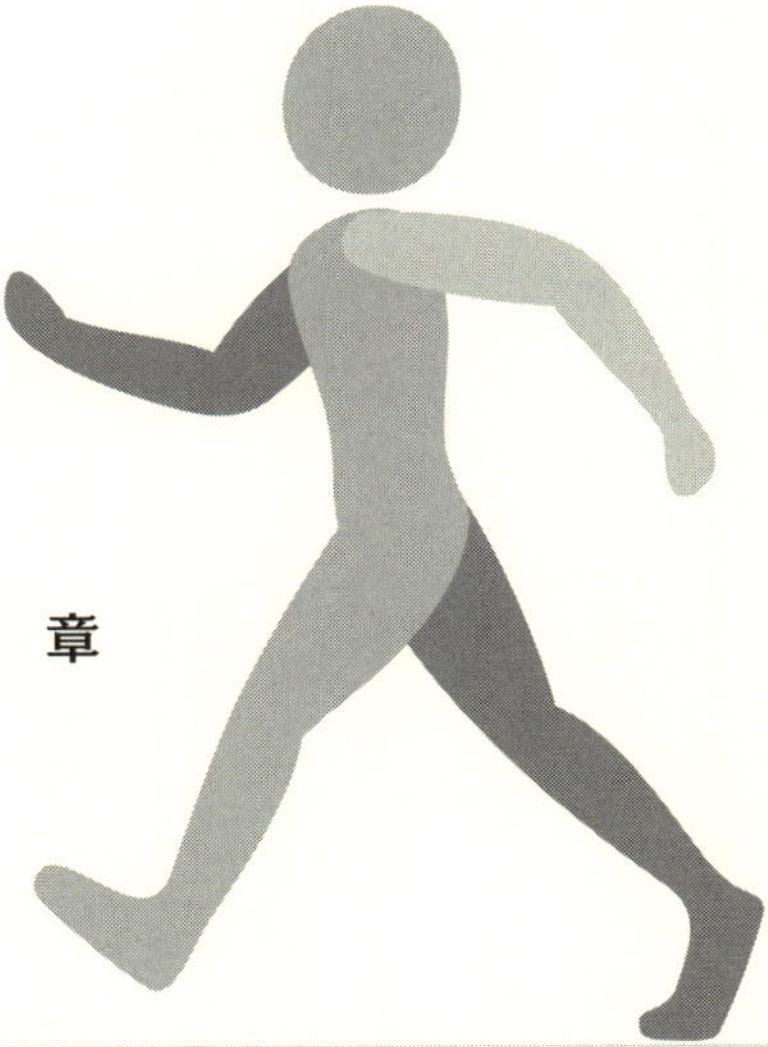

変形性膝関節症は「そこそこ」良くなればＯＫ

私が簡単に人工膝関節を勧めない理由

時代は再生医療

科学の進歩は、とどまるところを知りません。

私が子どものころは、家事をしてくれるロボットが家族の会話に加わるなどというシーンはSFドラマでしか見られないものと、誰もが考えていました。しかしIT技術の進んだ現在、たった50年くらいの間に、それもあながち荒唐無稽な空想とは言えなくなっています。

医学もさまざまな新しい薬物の開発、遺伝子治療、多能性幹細胞（ES細胞、iPS細胞）による再生医療など、その発展は目ざましいものがあります。以前はあきらめるしかなかった疾患も、現実的な希望が持てるようになってきています。

人工関節置換術という医療も、そのような医学の発展の一つで、人類に新しく与えられた恩恵であることは間違いありません。たくさんの患者さんが、変形性膝関節症から救われるという恩恵を受けています。

変形性膝関節症の患者さんは、「人工膝関節という方法もある」ということをいつも視野に入れておいていいと思います。

◉人工関節しかない、ということはない

しかし私は、「痛くても歩いていれば治る」と患者さんに指導しています。

それは、「変形性膝関節症の治療は人工関節しかない」と考えるのではなく、もっと柔軟に、きめ細やかに対応して、患者さんの生活や残りの人生の全体を考慮しながら、保存的な治療を行っていく方法もあると考えているからです。

実際に、それで成功している患者さんも多くおられます。

そういう患者さんをたくさん知っている私は、初診で来院した変形性膝関節

症の患者さんには、次のように言います。

「人工膝関節にしないという選択肢もあります。頑張れば手術を受けなくてもいいという道もあります」

それを私がサポートするわけですが、成功するかどうかは患者さん次第です。ですからもちろん、決断も患者さん次第です。

医療者なら「患者さん次第」などというところに医療の結果を持って行ってはならない、と言われるかもしれません。しかし、目的が「いつまでも歩けること」であるなら、変形性膝関節症に対する対処法も「医師次第」とばかりは言えません。

人工関節は、いつでもできます。それなら、まずは手術を避ける方針で頑張ってみる、それも良い方法だと考えるわけです。その選択肢を残しておく、そのために患者さんを指導し教育していくことも、医師の大事な役割ではないかと私は考えています。

人工関節の適応についても、もっと個々の患者さんごとにしっかりと考えられたらいいのではないかと、私は思っています。

私が考える人工膝関節の適応

私が考える「こういう人は人工関節にしたらいい」というのは、次のような人です。

まず、人工関節の耐用年数が20年とすると、日本人の平均寿命を考えて、65歳以上の人ということになります。

しかも、膝（変形性膝関節症）以外に疾患はなく、全身的な疾患もない、腰も股関節もまったく問題ないという人で、「痛みを抱えながら歩く人生は絶対にイヤだ」と考える人は、人工関節にしてもいいのではないかと思います。

膝だけが変形していて、その痛みで日常生活の活動量が急激に減ってきたという人は、人工関節にして痛みが取れることでＱＯＬ（クオリティ・オブ・ライフ＝生活の質）を向上させられる可能性は高くなります。

そのような患者さんでも、人工膝関節以外の選択肢がないわけではないでしょう。しかし「いっそのこと人工関節にしたい」と患者さんが考えるのであれば、それはそれで当然だと思います。

変形性膝関節症は「そこそこ治ればOK」

アンチエイジング反対！「ナイスエイジング」を

人間は年齢を重ねる生きもので、それは悪いことばかりではありません。年老いていく自分の一生を、トータルでどのように自分らしく幸せに生きていくか、それをサポートすることも医師の役割だと私は思っています。

いま、50代60代でも若々しく美しい女性が増えました。男性も同じです。アンチエイジングの時代なのです。

でもそれは、美容の世界だからかもしれません。

私は、アンチエイジングというのはあまりピンときません。むしろ「反対！」です。

自分の人生、いずれは終わるのです。それははっきりしています。それなら、無理せず、それまで生きてきた経験が光るような余生を生きるほうがいい。若返ろうと無理して欲張るから、リスク覚悟の手術などが必要になってしまうのです。

諦観というか、ある程度の「あきらめ」も人生には必要です。いつもすべてを自分のものにしようと欲張っていたら、ロクなことはありません。人生の時間は限られているのです。

「はじめに」でも述べましたが、年齢の中に現れてくる年相応の人間的魅力は、決して若い人に負けません。その魅力にふさわしい老化というものがあるのです。

アンチエイジングなんて追い求めるよりも、「ナイスエイジング」を目指したほうがいいと私は思うのです。自分の年齢に逆らうのではなく、上手に、豊かに年齢を重ねていく。そのほうが無理なく、心のゆとりをもって生きていくことができます。

身の丈《たけ》に応じた生活の仕方を覚えれば、「若返り」という決して手にできない夢を追い求めて四苦八苦するより、ストレスのない落ち着いた人生を送れるのではないでしょうか。

それは病気治療でも言えることです。

完全に治すことばかり考えないで、調子が悪いながらも何とかうまくやっていく。そこに価値観を見いだすこともできます。

地域のお年寄りと向き合っている町医者は、そういうことも考えながら治療に当たるべきではないかと私は思います。

「不自由」と「不幸せ」はイコールではない

変形性膝関節症の膝の痛みは、保存療法を根気よく続けながら、歩くのをやめないで頑張って今の生活を続けていけば、いずれ軽くなり、やがてなくなっていきます。

膝関節は、若いころに比べれば多少は変形してしまうかもしれませんが、自分なりに歩いていれば、歩けなくなるということはありません。それなら、その人なりの健康長寿は実現できます。

膝の痛みは、つらいものです。杖を使ったり、正座ができなかったり、不自由なことはいろいろとあるでしょう。それは、私もよくわかっています。

しかし、ものは考えようです。

人と比べて不自由だから、自分は人よりも不幸だ、ということはありません。不自由であることと不幸であることは、まったく別物なのです。

速く歩けないなら、ゆっくり歩けばいいのです。せかせか歩いていれば気づかないような季節の移り変わりも、ゆっくり歩いていたら気づいた、ということもあるでしょう。不自由の中に、心のゆとりが生まれることもあるのです。

変形性膝関節症があっても、それが完璧に治らなくても、自分の生活を続けることは可能です。そこに幸せがある、病気なんて治らなくても幸せに生きることができる、と思えることのほうが大切ではないかと思います。

このことを変形性膝関節症の膝痛で悩む患者さんに納得していただくことが、私の務めだと思っています。患者さんが私と同じ発想を持つことができたら、私の治療は成功したようなものです。

●患者さんと医師の信頼関係が不可欠

私が実践しているこのような治療では、患者さんへの啓発が大切な仕事になっていきます。それまで「痛い痛い」としか思っていなかった患者さんに、別の角度からの考え方を紹介して、ラクになってもらうのです。安心してもらうのです。

その考え方は生涯続けてもらうものですから、初診で話したら終わり、ではいけません。診療するたびにくり返し、多少痛くても頑張って歩くこと、手術に頼らないで自分で治していくことへのモチベーションを維持してもらうことが重要になってきます。

そのためにも、初診のときの最初の印象が肝心です。

患者さんは、初診のときに医師から言われた言葉をずっと覚えています。医師が何気なく口にした言葉で、医師自身があとあと覚えていないようなことも、患者さんは初診時のその言葉をずっと心に残して生きていくものなのです。

だから最初が肝心です。患者さんが診察室に入ってきたとき、すべてが始まります。

患者さんは、このままだと歩けなくなるのか、痛みはもう消えないのか、人工関節の手術をしなければ治らないのかと、さまざまな不安を抱えてやって来られます。

その不安は、すべて患者さんがあれこれ思い悩む必要のないものばかりです。膝のことはこの医者（私）に任せておけばいい、あとは自分が頑張って通院して、日常生活で歩くのをやめないことだと、自分の課題をクリアにしてあげることが大切です。

「痛みは、ガマンして歩いていれば消えていきます」

「痛みがあっても自分の膝で歩けていれば、多少不自由でも幸せになれます」

「膝のことは何も心配しなくていい、医者に任せておけばいい。私が何とかします」

そうやって膝の問題は安心してもらい、信頼関係を築いていくことが肝心なのです。

そのための医師側の努力は不可欠です。一方で患者さんのほうも「納得できたからこの先生を信頼していこう」と、前向きに考えていただくことも大切です。すべてをプラスに考えていけば、悪い方向には行きません。

患者さんと二人三脚で「頑張りましょう!」

●「痛み」は「心の叫び」でもある

痛みというのは不思議なものです。

サッカーやラグビーなどの激しいスポーツでは、大事な試合中に肉離れを起こすことがあります。しかし、それが普通とても走ることなどできないほどの重症でも、試合が終わるまではほとんど痛みを感じることなくプレーができた、ということはよく聞きます。試合に夢中で痛みを感じなかったのです。

逆に、頭痛などで痛みの程度はさほど強くなくても、持続的に痛みを感じ、それを気にしていると、その意識から離れられなくなっていきます。すると痛みはどんどん大きくなり、やがてガマンできないほど激しくなります。

膝の痛みも「この痛みはもう一生治らない」「手術して人工関節にしないと痛みは取れない」と思い込んで悩んでいると苦痛になっていきます。その苦痛を必要以上に怖がって歩かなくなると、変形性膝関節症はどんどん悪くなって、よけいに痛くなったり治りにくくなったりします。

しかし、たとえば私から「この痛みは一時的なもので歩いていれば自然に消えていくものですよ」と言われると、それだけでホッとして、帰りには「少し良くなったみたい」と喜んで帰る患者さんもいるのです。

こういう患者さんは、多少痛くても元気に、どんどん歩くようになります。治療などほとんどしなくても、心の持ち方だけで違ってくるのです。

痛みの特徴を医学的に説明するのはなかなか難しいのですが、いずれにしても患者さんが痛みに対して怖がらないで生活できるのであれば、それでいいわけです。

それが変形性膝関節症の治療の根幹と、私はとらえています。

大切なのは、痛みに対して否定的な気持ちにならないことです。少しでもマイナスイメージを持つと、痛みはどんどん大きくなります。

多少痛くなったときでも、「少したてば治《おさ》まるから大丈夫」と思うことができれば痛みは軽く感じられるようになります。

それには、実際に保存療法をやって、どんどん歩いてもらって、「少しラクになった気がする」と思ってもらうことが大事です。成功体験を持ってもらうのが一番です。

「なんや、膝の痛みなんか大したことないやん」と思えるようになったら、もうその患者さんの膝は大丈夫です。多少痛くても。

●「痛くなっても大丈夫」という状況にしておく

同じ痛みでも、いつ終わるのかわからないと思えばいっそう痛くなるし、いずれ終わると思えばガマンできる程度に治まってきます。

安心が痛みをやわらげるからです。

同時に、あまりにも痛いときに、その痛みを自分でコントロールできる方法を持っていることも大事です。「たとえ痛くなっても、私にはこの方法がある」ということを理解しているだけで、無意識に日ごろの痛みは少し軽くなります。

具体的に言えば、鎮痛剤の使用です。

末期がんの患者さんの痛みに対しては、医療用麻薬（オピオイド）が処方されます。

患者さんは一度激しい痛みを経験すると、また同じような激しい痛みが来るのではないかとおびえ、それがよけいに痛みを増大させてしまいます。

このような場合、医師は、まずオピオイドなどをしっかりと使って、最初に十分に痛みを取るようにします。最初の段階で、治療したけど少し痛みが残った、ではダメなのです。

激しい痛みが完全になくなると、患者さんは「強い痛みが来ることもあるけれども、それは医師に任せておけばいい」と安心します。あるいは「薬があるから大丈夫」と思います。すると緩和ケアはうまくいくのです。

慢性的な膝の痛みも同じです。

最近は、いろいろな鎮痛剤が開発されています。一般的な鎮痛剤が効かない場合には、痛みを感じる回路そのものを遮断する鎮痛剤なども登場してきました。

また、炎症が起こっているときに出てくる痛みの物質（プロスタグランジン）の生成を阻害する薬（COX－2選択的阻害薬）もあります。

自分に合った効果のある鎮痛剤を知っておいて、「これがあれば何かのときに安心」という状態にしておくことも大切です。

●患者さんのモチベーションを上げる会話

手術はしないで治していくという、私が実践している保存的な治療法が成功するかどうかは、最終的には患者さんが頼りです。

ただし、毎日の膝の痛みが辛抱できず、その痛みを取ってもらうために医療機関や医師にすがりたい、という意識が強い患者さんは、そのままではうまくいきません。その患者さんに「生活の中で、自分で歩いて治していく」という気になっていただくのが、医師としての私の役割です。

人を「その気にさせる」には、機嫌良くなっていただかなければなりません。たとえば、人は何かにチャレンジしていて大きな困難にぶつかったときも、ちょっとしたことを褒められるだけで再びやる気を取り戻します。自分の心にあるはずの目標や希望を取り戻すことができます。

痛みをガマンして歩きなさい、と言われて健気に頑張っている患者さんに対して、私はつとめて「歩き方、良くなりましたね」とか「頑張って歩いているから曲がりが良くなりましたね」と、どこかいいところを探して褒めるようにしています。

患者さんの心を察して、その心を基準に診療を進めるのです。

私がもし、診察室に入ってきた初診の患者さんに対して、顔も見ず、膝にも触らないで、怖い顔をして「人工関節にしたくなかったら、痛いのガマンして歩かんかい！」などと怒鳴ったら、誰一人として私の言うことなど聞かないでしょう。「人工関節にしたほうがマシ！」と思われるのがオチです。

病院を受診しているわけですから、もともと患者さんの気分はうきうきしているわけではありません。心の中で落ち込んでいます。その気分を、帰るときにはできるだけ癒してさしあげるのが私の役目です。

●初診時には患者さんの心の情報収集

医院には、不特定多数の患者さんが見えます。

私のところへは中高年の変形性膝関節症の患者さんが多いとしても、一人ひとりのそれまでの人生、あるいは人間性はさまざまです。

ですから、初診の患者さんの診察は、とにかく情報収集が重要になります。

私は医者ですが、自分の治療をうまく生かすために、それぞれの患者さんに応じて「それぞれの人間関係」をつくっていかなければなりません。そのために、患者さんの情報収集は診察室での行動、表情、言葉、すべてから類推して行われます。

診察室に入って座るなり、硬い表情ですぐに自分の症状を言うのか、こちらの質問を待っているのか、疑心暗鬼な表情を示すのか。そういうことを、いろいろな言葉を投げかけながら見ます。

患者さんの生まれ育った環境、性格、さらに経済状況まで、おおよそのところを把握したら、それを踏まえた上で、「膝が痛くてもガマンして歩く、頑張って歩く」という治療を継続していただくように方策を考えます。

医者である私の信念を一方的に伝えるだけでは、すべての患者さんには響きません。

患者さんが実践してくれるように、患者さんの心に応じて、話す内容、しゃべり方、雑談の話題などを考えていくのです。

感覚を研ぎ澄ませて診療にあたる

町医者は、何科を開業していても、患者さんの疾患とともに「心」もしっかりと診ていくことを基本にしなければいけないと私は思っています。

長年にわたって患者さんの膝を、過去の心・現在の心をあわせて診ていると、当然ながら患者さんとの距離感は縮まっていきます。すると、患者さんの膝のちょっとした異変が一瞬でわかってしまうことがあります。

それは、患者さんが説明しなくても、エックス線画像を確認しなくても、その患者さんが診察室に見えたときの空気感でわかってしまうのです。

あえて説明すれば、第六感というものかもしれません。

それは、検査データには現れないこともあります。

それでも私は、その第六感をないがしろにはせず、たとえば「ちょっと転びそうな状態かもしれないから、しばらくは注意して歩いてくださいね」とか、「痛くなったら鎮痛剤を使ってくださいね」というように、先回りして患者さんに言葉をかけておきます。

町医者に限らず、私は医師にはこのような第六感は非常に大事ではないかと思います。それが本当に有用になるくらいに、診察室ではいつも感覚を研ぎ澄ませて患者さんと対することが大切なのです。

医療従事者も「心を込めて」

もう一つ、論理や理屈では説明しにくいことがあります。

それは「心を込めて何かをやると、現れる結果は大きく違う」ということです。

私が定期的に診ている変形性膝関節症の患者さんのほとんどは、私たちの思い通り、ヒアルロン酸注射などの保存療法で痛みをコントロールし、多少は痛くてもどんどん歩いて治していく、ということがうまくできています。

一つの方法として、私は注射を打つときも、患者さんの膝に触れるときも、大切なものを扱うように、心を込めて、一生懸命を心がけています。

たとえば、たくさんの患者さんが待合室に待っていて、診察室では同じようにヒアルロン酸注射を打つ、というような状況の場合は、どうしても流れ作業になりがちです。

しかし、心も流れ作業にしたら絶対にダメです。

注射を打つときは、「必ず治りますように」という気持ちを込めます。患者さんの膝に触れるときは、心の中で一礼し、「この膝は自分の膝」という思いを込めて触れます。実際、長年患者さんの同じ膝を診察して触れていると、それが本当に自分の膝のような感覚に置き換わることがよくあります。

そして、注射が終われば「はい終わりました」と声を出します。何かをやったあとは、必ず「はい」と言って患者さんの顔を見ます。顔が見られなかったとしても、一声かけます。これが大事なのです。

患者さんに対して、私はいつも「おもてなしの心」で接するように心がけています。

これは「患者さんはお客様」という意味ではありません。患者さんの膝を良くするために、いやもっと最終的な目的である健康長寿を全うしていただくために、「おもてなしの心」が必要なのです。

患者さんが診察室に入って座るとき、私が椅子へと誘導することも心がけています。

ただし、靴下を脱がせてあげるのは看護師さんがします。それは、そこまでの時間がないからです。それでも、本来なら私が靴下を脱がせてさしあげるべきところ、時間を考えて仕方なく看護師さんに手伝ってもらっていると、そういう意識を忘れないようにしています。

医者も医療スタッフも、全員で患者さんを応援していく

スタッフにも、同じようにすべて「心を込めて」やることを徹底させています。

患部にマイクロ波を当てる、ホットパックを当てる、あるいは診療費のお釣りを渡すときでさえ、「良くなりますように」という心を込めるのです。

笑顔を絶やさない、ということも大事な治療です。

一流のホテルへ行くと、まずホテルマンの笑顔が違うことに気づきます。お客様に対する一定の距離感を保ちながら、優しく、それでいてシャキッとした緊張感が感じられます。客は「ああ、ここは安心できるな」と無意識に感じるのです。

医療従事者も同じです。笑顔は自分の心の中から出てくるものですから、表面的な笑顔だけつくって見せても、心の中の状態は正直に伝わってしまいます。「この子、ほんまは笑ってない」ということがバレてしまうのです。

調子が悪いときでも最高の自然な笑顔ができるためには、やはり訓練が必要です。そういうことが、私たち医療従事者にも求められていると思います。なぜなら、こうしたことは、いつもそのまま患者さんに伝わっているからです。

それで患者さんは「先生はじめスタッフのみなさんみんなが応援してくれている、また明日から頑張ろう」という気になります。だから、注射も薬も効くし、患者さんは安心して歩くことができるのです。

症例

15年間も通院して頑張っているSさん

Sさんは80歳近くになる女性です。私が勤務医だったころから通院されているので、もう15年以上のお付き合いになります。

Sさんは、左右の膝が変形性膝関節症になって、とにかく痛い。だけど人工関節にはしたくない。というわけで、両膝ともに私が関節鏡の手術を行いました。

そのころSさんは、いつもご主人と一緒に診察を受けておられました。ご主人も膝が痛いということで、夫婦で診察室に見えていました。

私が「痛くても歩かなもっと悪くなる、せっせと歩きましょう」と言うものだから、ご主人は交通機関を使わずに1時間くらいかけて歩いて通っていました。でもSさんは、いつも自転車でした。

ところがご主人は、やがてがんで入院してしまったのです。それからは、Sさんは一人で通院するようになりました。しかしそうなっても、病棟で頑張っているご主人の話をよくしていました。

やがてご主人は亡くなりました。Sさんは寂しかったと思います。

それでも、Sさんは頑張り屋さんです。ご主人と通っていたころから、膝が痛くても弱音を吐かず、どんどん歩いていました。ご主人が亡くなったあとも継続して、一人で通院していました。

Sさんは、私が病院を辞めて開業した現在も、2週間に一度きちんと診察に訪れ、ヒアルロン酸等の注射を受けています。自宅の近くには整形外科のクリニックがたくさんありますが、わざわざ電車に乗って来てくれるのです。

いまは両膝ともかなり変形して自転車には乗れなくなりましたが、いままでずっと頑張って歩いてきたおかげで、現在も自分の足で通院できています。

Sさんは、なぜ遠いところまで通院してくるのだろう、と思います。

それはおそらく、かつてご主人と二人で通院して、一緒に私の診察を受けていたころの思い出を大切にしているのでしょう。いまも私のところに通院しながら、あのころのイメージがだぶって脳裏に浮かんでいるのではないかと思います。二人で頑張ったなあ、という感慨があるのでしょう。

「いまも頑張って歩いていますよ〜」と、ご主人に言いたいのではないかと思います。

症例

痛いのがイヤで病院や治療院をめぐっていたMさん

もう一人、患者さんを紹介しましょう。

Mさん（女性）も、私が病院に勤務していたころ、膝が痛いと言って杖をついて来院されました。いまから10年ほど前のことです。Mさんは当時、65歳くらいだったと思います。

エックス線検査をすると、変形性膝関節症の中期から末期という段階でした。一般的には、すぐにでも人工関節にしたほうがいいと勧められるくらいの状態です。

ところが、Mさんはとにかく痛いのが嫌いな女性で、手術どころか、そのための麻酔の注射さえできない、と言うのです。自分の膝を人工関節に換える手術など、想像しただけで失神してしまいそうだ、と訴えます。

それで、なんとか手術をしないで膝の痛いのが治らないかと、いろいろな先生に診てもらったり、接骨院やマッサージ店に通ったりしていたようです。ところが良くなりません。

たまたま私が勤めていた病院で関節鏡の手術を受けた知人がいて、その人から手術のあとはとても良くなったということを聞き、来院したのです。

しかし、手術はどんなものも「ノー」なのですから、とりあえず頑張って歩こう、痛いかもしれないけど頑張って歩いたら良くなっていく、ということを説明して保存療法を行うことにしたのです。

私は、ヒアルロン酸の注射を勧めました。ところが、注射も痛くてダメだと、断固拒否するわけです。

私は、全身全霊で「ヒアルロン酸の注射なんか、みんなやってます。ぜんぜん痛くないから一度試してみましょう、それでダメだったらもうしません」と、Mさんを励ましました。さらに「いちばん細い針にしてあげる。子どもでも平気なやつや」と言ってなだめ、細い針で注射を行いました。

最初は痛み止めを少量注入します。あまり効果もないでしょうが、それでも効果よりも「痛くない」ということを体験してもらうことのほうが大切です。

注射のあと、Mさんは笑顔でこう言いました。

「あら、大丈夫やわ。私、いままで逃げとったからよけいに怖かったんやと思う」

Mさんは、その日からずっと定期的に通院し、私が開業したあともついてきてくれました。いまも杖を突きつつ、きちんと2週間に一度ずつ通院して、ヒアルロン酸注射と、時に痛み止めの注射を継続しています。

痛みを怖がる変形性膝関節症の末期患者さんでも、その心を大事にして対処すれば、こうして10年たっても歩いていられるのです。医師は患者さんの心、気持ちというものも大事にして、良い方向に向かわせてあげなければいけないと思います。

第4章

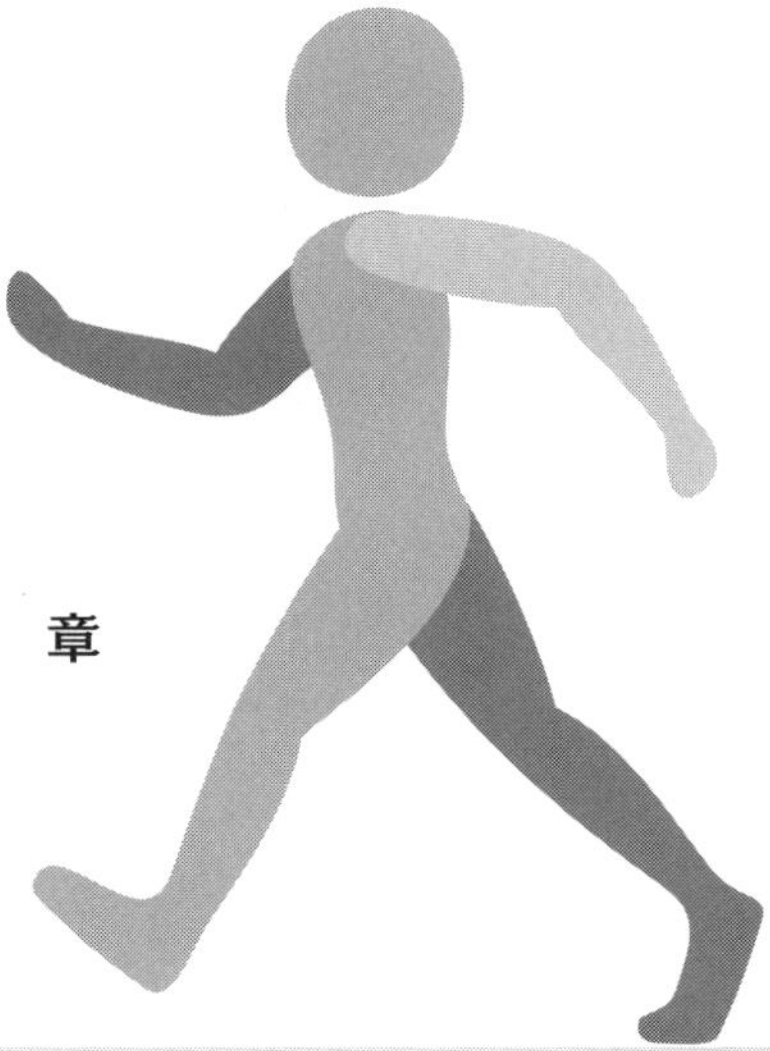

通院と家庭で続けられる保存療法とフットケア

病院で行われるヒアルロン酸注射、物理療法

ヒアルロン酸の注射はどこに効くのか

変形性膝関節症の保存療法として、関節内への注射があります。

関節内には関節液という水分があって、それが関節の動きを滑らかにしています。いわば潤滑剤ですが、これを補うためにヒアルロン酸の注射を行います。

使用する薬剤は目的に応じて数種類あります。

副作用が少なく、頑張って歩いて治していこうという患者さんに対して、継続的に行うのに適しているのがヒアルロン酸の注射です。

ヒアルロン酸の注射によって痛みは軽くなりますが、1～2週間程度で効果は薄らいでくるので、定期的に行うのが良いでしょう。

ヒアルロン酸というのは、化学的にいうと糖分子が鎖のようにつながった物

質で、触るとヌルヌルしている透明な液体です。自然界にも普通にあるもので、ニワトリのトサカ、豚足、サカナの目、山芋、オクラ、納豆、もずくなどに含まれています。

人体の中にも、いろいろな場所にヒアルロン酸はあります。もともと関節液にはたくさんのヒアルロン酸が含まれていますし、変形性膝関節症ですり減る関節軟骨にも、ヒアルロン酸があります。そのほか、目の硝子体、皮膚、脳などにも多く存在しています。

生き物の内部になぜヒアルロン酸があるのかというと、ヒアルロン酸は水分を大量に保つことができるからです（保水性の高さ）。たった1gのヒアルロン酸には、6Lもの水を含ませることができると言われています。

水は生命の基本で、人間の命も水が不可欠です。水分が必要な組織には、ヒアルロン酸が多く、これによって水分が失われるのを防いでいます。ところが年齢を重ねてくると、体内のヒアルロン酸は少しずつ失われていきます。

「老化とは干からびることだ」と言われますが、それは体内に水分を維持しておく力が若いころに比べてなくなるからです。ヒアルロン酸の減少はその理由の一つで、それは変形性膝関節症を引き起こすリスクにもなっていくのです。

ヒアルロン酸は体内にもある自然な物質で、安全性が高いので、化粧水、サプリメント、点眼液など、さまざまな用途で使われています。関節注射もその一つです。

◎歩くモチベーションを高めてくれるヒアルロン酸注射

関節注射としてのヒアルロン酸には、すり減った軟骨を再生させたり、関節の変形を止めたり修正したりする作用があります。痛みを抑える鎮痛剤としての効果もあります。

ヒアルロン酸注射によって関節の動きが滑らかになり、膝が受ける衝撃が少なくなります。壊れた軟骨の引っかかりで痛みが起こっている患者さんなどは、その結果として痛みがかなりラクになります。歩きやすくなりますから、自分で歩いて治していくという意欲にもつながります。

また、関節内に起こった軽い炎症にもヒアルロン酸注射はいいようです。ただし、炎症がひどかったり、関節内に水がたまっているような場合には効果は期待できません。

関節に水がたまっているときは、一般的に注射器で水を抜きます。そしてその後にヒアルロン酸を注入する方法もあります。

ヒアルロン酸注射のリスクとしては、やはり感染症があげられます。

注射針は関節内まで届きますから、そこから感染を起こす可能性はゼロではありません。しかし膝関節への注射で感染を起こす頻度は数千例に1回とされていますから神経質になる必要はありません。私は注射での感染例の経験はありません。

痛いけれども歩きながら時間をかけて治していこうと決心した患者さんにと

って、ヒアルロン酸は安心して継続できるとても良い方法だと思います。

●なぜ膝に水がたまるのか

関節液は、関節にもともと備わっている潤滑油です。関節包の内側に付いている滑膜という組織でつくられています。通常は数ccというわずかな量に保たれていますが、滑膜から供給されるばかりで排出されなくなると少しずつ関節液が増えていきます。これがいわゆる「膝に水がたまる」という症状です。

水のたまる場所は、膝のお皿の上下、膝の裏です。むくんだように膨らんでいるので、見た目でわかります。腫れているわけではなく水分が増えただけですが、熱が伴うことも時にはあります。

関節にたまった水を一回抜くとクセになって、くり返し水がたまるようになる、とよく言われています。しかし、水を抜くことが原因で水がたまることはないので、これは患者さんの感覚的なものでしょう。

膝にたまった水には「炎症性サイトカイン」と呼ばれる物質が含まれているので、放置しておくと痛みや炎症をよけいに大きくしてしまう場合もあります。応急的な意味でも、抜いたほうがいいとされています。きちんと対処していけば、水はたまらなくなります。

膝にたまった水は、その原因をつきとめるための大事な証拠でもあります。関節内に炎症があって水がたまっている場合には、その水には白血球がたくさん集結しているため白っぽく濁って見えます。炎症がひどい場合は、少量のステロイド剤を使用することもあります。

あるいは、水のように透明でサラサラしていることもあります。これは炎症よりも、軟骨の損傷などの刺激が原因で水がたまった場合です。よく温めて、関節内の血液循環を良くすることが大切になります。

ひどい炎症にはステロイド剤注射も

炎症に対しては内服薬（飲み薬）や外用剤（貼り薬）が使われますが、ひどい炎症がある場合にはステロイド剤の関節注射が行われることもあります。

ステロイドはブタの副腎皮質から取られたホルモンで、炎症を短期に劇的に抑える薬として使われています。しかし副作用も強く、使用する頻度や量には細心の注意が必要です。ステロイドを怖がる患者さんも少なくありません。

関節注射に行われるステロイドも、決して連続して使うべき薬ではありません。投与される量も、ごく少量が望ましいと考えます。

痛みを抑えるなどの効果は、鎮痛剤と同じように一時的なものです。

一時的だがラクになって歩きやすくなる「物理療法」

通院して定期的に行う保存療法として、物理療法もあります。

物理療法というのは、電気、熱、牽引、マッサージなど、物理的な刺激を与えることによって自然治癒力を高めていく治療です。

膝の痛みの治療では、電気（低周波療法）や温熱療法がよく行われます。痛みが軽くなる効果がありますが、いずれも炎症が起こって腫れていたり熱を持っていたりする場合には行うことはできません。炎症を抑えることが先決です。

電気治療は、専用の機械で痛む部分の周辺の筋肉に電気的な刺激を与えます。筋肉の収縮などの効果で血液循環が良くなり、痛みも軽減されます。

温熱療法も、専用の機械で膝を温めて血液循環を良くしようとするものです。

家庭でもできる「ホットパック」という方法もあります。タオルを濡らしてラップやフリーザーパックのようなものでくるんで電子レンジで温め、その上から乾いたタオルを巻き、それを膝に15分くらい当てます。

物理療法も継続すると、歩くのがラクになって、歩きながら治していこうという患者さんをサポートしてくれます。痛みに合わせて、上手に利用するといいでしょう。

足底板、サポーターなどを使う

●変形した膝の角度を補正する「足底板」

変形性膝関節症は、関節軟骨がすり減る病気です。

日本人の変形性膝関節症は、ほとんどが関節の内側の軟骨が減っていくタイプです。したがって多くの患者さんは、次第にO脚がひどくなっていきます。

O脚になると、膝関節に加わる重力はより内側に強くなります。歩くたびに膝関節の内側がすり減り、変形性膝関節症をさらに悪化させるので、O脚が少しずつひどくなっていきます。

この悪循環を止めるために、「足底板」と呼ばれる装具を使うことがあります。足裏で外側を高く持ち上げて、膝関節のアンバランスを補正するものです。

膝が痛くなり始めたころに使って、痛みがかなり軽減した患者さんは少なくありません。

靴の中敷きのように靴に入れて使うもの、あるいはサポーターのように足に装着するものもあります。

一般的には、中敷きタイプのものがよく使われています。これはふだん履いている靴で使えるので便利ですが、矯正する力（外側を高くした効果）が足首の関節で吸収されてしまうことがあります。そうなると、肝心の膝をサポートする力が弱まり、思うように効果が得られないこともあります。

一方、ベルトで足首に固定するサポーター付き足底板は、しっかりと膝関節のバランスを矯正する利点はあります。靴を履かない室内でも使えます。外出するときには、専用に少し（５㎜ほど）大きいサイズの靴を用意しておくといいでしょう。

◎膝を安定させる軟性装具（サポーターなど）

　変形性膝関節症が進行すると、骨と骨をつなぎ合わせている靱帯や関節で体重を支えている筋肉群が弱くなってきます。膝に力が入らないので、立ったり座ったりするときや歩いているときにグラグラしたり、ガクンと膝折れしたり、ということが多くなります。

　このような状態を補助するためには、膝に軟性装具をつけると安定して歩きやすくなり、また痛みも軽くなることがあります。装具をすると、膝への意識が高まるので、関節周囲の力が入りやすくなります。

　また、サポーターは膝関節の周辺を冷やさない、という利点もあります。

　冬季、あるいは真夏でもクーラーなどで膝が冷えると、血液循環が悪くなって膝が動きにくくなります。痛みも強くなります。いったん冷やしてしまうとなかなか回復しないので、冷える前に膝をカバーするものをつけた方がいいでしょう。

サポーターは膝を冷やさないようにして、さらに動きやすくもしてくれます。ただし、装具は筋肉を補助するので、長期間にわたって常時使っていると、少しずつ筋力が落ちる場合もあります。膝が痛むとき、少し長く歩くようなときに使うといいでしょう。

また、きつすぎる装具を長時間にわたってつけていると、膝関節から足にかけての血流が悪くなります。それがかえって膝や足の痛みにつながることもあります。さらに、患者さんによっては、つけていると痒くなって皮膚炎のもとになってしまうこともあります。

実際に使用してみるといろいろなことが起こるので、無理せず、自分がラクな範囲で使うのが良いと思います。

なぜ膝の痛みに「フットケア」なのか

●最終的な目的は「いつまでも歩けるように」

ここまで述べてきたことを整理してみましょう。

まず、変形性膝関節症は、何が良くないかというと、「膝が痛い」ことです。それは、膝が痛いと少しずつ歩かなくなる、歩かなくなると健康寿命が短くなってしまうからです。

健康寿命が短くなることとは、人生の残りの時間を豊かなものにしたいという、その人の願いが叶わなくなるということです。だから、変形性膝関節症は治していきたいと思うのです。

変形性膝関節症があっても、痛くなければ、患者さんはそれまでの生活を同じように続けることができます。関節の変形は多少起こっていて、歩き方も少し奇妙に見えるかもしれませんが、買い物に近所のスーパーまで歩いていくのに特に不都合はない、という状態になります。

変形性膝関節症は膝が痛くなる疾患なのですが、痛くてもだましだまし頑張って歩いていれば、いずれ痛みは消えていきます。変形性膝関節症が自然に治るということではなく、痛みだけがなくなっていくのです。そういうものなのです。

いずれにしても最終目的は、変形性膝関節症を治すことではなく、歩くことです。「いつまでも歩けますように」というのが、最終目的なのです。

●足（足首から下の部分）のケアも大切

「いつまでも歩けますように」

この願いを実現していくための手段として、変形性膝関節症の治療があるわけですが、歩くために必要なところは膝関節だけではありません。

膝が痛い変形性膝関節症の患者さんも、膝の痛みがなくなればすべてＯＫではありません。「膝の痛みは治ったけど、今度は腰が痛くなって歩けなくなった」では解決にはなりません。

実は、足（足首から下の部分）は、「いつまでも歩けますように」という願いのために、とても大切にしてほしいところです。足のトラブルによって、膝関節の痛みが起こっていることもあるからです。あるいは、足が腰痛の原因になっていることもあります。

膝とともに「足」も、大切にする意識を持ってほしいのです。

たくさんの骨でつくられている「足」

なぜ足は大切にしなければならないのでしょうか。

それは、人間が立って歩くときは、足の裏しか地面に着いていないからです。

脛の骨の先に付いている「足」には、全体重を支え、それを移動させるために、ものすごくたくさんの骨や筋が付いています。足の形も、それに都合がいいようにできています。

たとえば、片方の足にはいくつの骨があると思いますか？　足は、いくつの骨が組み合わされてできているのでしょうか。

正解は26個。両足で52個になります。人間の体には全部で２０６個くらい骨がありますが、そのうちの52個が両足にあるのです。それだけの骨があるということは、それだけ多くの「関節」もあるということです。

関節があるというのは、そこが動くということです。足にそれだけたくさんの骨があるのは、立って歩くときに足が微妙に複雑に動くためなのです。

数多くの骨があって微妙に動くということは、その骨にはたくさんの筋も付いているということです。精密な操り人形のように、私たちの足は非常に複雑な動きをしているのです。

●タテとヨコのアーチが全身を支えている

足の内部は非常に複雑にできていますが、その外観も、なかなか微妙な形になっています。なかでもいちばんの特徴は、なんといっても縦横のアーチです。土踏まずの深さは人それぞれですが、このへこみは足の縦アーチをつくっています。また、足の裏を横方向から見ても中央がへこんでいます。これが足の横アーチです。この縦横のアーチがあるから、前方向にも横方向にもブレずに歩けるのです。

扁平足の人は、長時間歩いているとふくらはぎや太股が疲れやすく、また足の痛みも起こしやすいものです。それは、足でしっかりと取りきれていないバランスを、ふくらはぎや股関節周囲の筋肉を使って取っているからです。

それは膝や腰、さらに頸の痛みにつながることもあります。

●悪い歩き方は足の痛み、そして膝の痛みへ

私たちが歩くときは、この縦横のアーチを最大限に利用しています。全身のバランスを取り、地面からの衝撃をやわらげ、スムーズに前進するのに、この2方向のアーチが役立っているわけです。

しかし現代人は、このアーチを効果的に使わないで歩いている人が少なくないようです。縦横のアーチを効果的に使わないでいると、扁平足や外反母趾になりやすくなり、それがやはり膝や腰にも良くありません。

正しい歩き方は、「足の指を使って歩く」ということです。足の5本の指をしっかり地面（靴底）に踏ん張り、5本の指で地面をつかむようにして歩くのです。

その反対に悪い歩き方の見本は、「かかとで歩く」という歩き方です。足の指はほとんど使われず、かかとでドシンドシンと歩いてしまうのです。

変形性膝関節症の人はO脚になりやすいと言いましたが、O脚の人はこのように歩くことが多くなります。それは膝に負担をかけるので、よけいにO脚がひどくなります。

それは変形性膝関節症を悪くすることにもなるのです。

足の指を意識して歩くようにしましょう。

足の病変は早めに治療して「いつまでも元気に歩く」!

●糖尿病や閉塞性動脈硬化症で起こる足の病変

足は歩くときに地面に着く部分です。ちょっとした病変をきっかけに、歩かなくなってしまう患者さんもおられます。水虫やタコ、巻き爪なども軽視しないで早めに治療しておくことが大切です。

内科的な疾患が原因で、足に病気が起こっていることもあります。

たとえば、糖尿病です。糖尿病は、血液中に余った糖分が血管や神経を壊してしまう恐ろしい病気です。

免疫力が落ちるために、足指にちょっとしたケガをしても治りにくく、さらに痛みを伝える神経もマヒしてきているため、本人も気づかないうちに進行して化膿してしまうのです。放置すれば、足の切断につながりかねません。

また、閉塞性動脈硬化症という脚の血管の病気があります。

脚の動脈に動脈硬化が起こり、狭くなったり詰まったりして、足先まで流れる血液が不足してしまいます。歩いているとしびれたり痛くなったりします。しかし、しばらく休むとまた歩けるようになる（間歇性跛行）ので、「たいしたことはない」と受診しなかったり、主治医に言わなかったりします。これが怖いのです。

脚の動脈にそれだけの動脈硬化が起こっているとしたら、当然脳や心臓の血管にも同じような動脈硬化が起こっている可能性があります。動脈硬化は、何かが起きなければ痛くもかゆくもありません。

歩いているとしびれたり痛くなったりするのは、脳卒中や心筋梗塞などの予兆とも考えられるわけです。

閉塞性動脈硬化症は、進行すると歩かなくても痛くなります。これも放置しておくと足の切断になりかねません。このような症状が起こったらすぐに受診しましょう。糖尿病の人は閉塞性動脈硬化症になりやすいので、特に注意しなければいけません。

ほかに、タバコ、高血圧症、高脂血症なども閉塞性動脈硬化症のリスク要因です。

老年医療で見逃されていた「フットケア」

お年寄りが増えた現在、在宅医療・在宅介護はとても重要視されています。

家庭で使える医療機器が次々に開発され、かつては入院していなければ行えなかったような医療行為も、自宅で家族の看護・介護のもとで行えるようになっています。

そこでは主治医ばかりでなく、歯科医、皮膚科医、整形外科医、理学療法士、看護師といった、さまざまな専門家が連携して患者さんの全身的な医療に関わっていかなければなりません。もちろん介護も必要ですから、ケアマネージャー、ヘルパー、デイケア施設等も、その在宅医療チームに含まれてきます。

お年寄りの疾患は一つではありません。若い人の膝疾患なら、そこだけ診て治せばいいとしても、お年寄りの場合には全身のさまざまな問題・課題を考慮した上で膝を治していかなければなりません。膝以外の疾患も同様です。

主治医は患者さんのトータルな健康を診ながら、ベストの選択をしていかなければなりません。第1章で述べた「ロコモティブシンドローム」というのは、そうした重大課題の一つです。

ところが、これまではあまりうまくいっていません。特に、在宅療養を行っている患者さんたちの「フットケア」は、これまであまり注目されてきませんでした。

転倒、膝痛・腰痛などの問題の原因に、足のトラブルが隠れていることは多いのですが、なかなか患者さんのフットケアをシステマチックに行っていく方法がなかったのです。

糖尿病のある患者さんは「巻き爪」から足指の化膿や壊死を起こしてしまったり、転倒・骨折の隠れた原因が足の問題（外反母趾、タコ、扁平足など）だったりしているのです。

フットケアは、在宅で療養しているお年寄りの全身的な健康状態を診ていく上でとても大切なのです。

(例)

フットケア問診票

事業所名　　　　　　　　担当者　　　　　　　担当ケアマネ

患者イニシャル（　・　）M・T・S・H　年　月　日生　　歳　男・女
家族構成：　一人暮らし　家族と同居（　　　　　　　　　　）

1）症状があるのはどちらの足ですか。　○印を付けてください。
右 ／ 左 ／ 両方　(部位など　　　　　　　　　　　　　　　)

2）足はどんな症状ですか。　○印を付けてください。
痛み ／ しびれ ／ 色が悪い ／ 冷感 ／ 爪病変 ／ 潰瘍 ／ 歩行障害（有・無）
その他（　　　　　　　　　　　　　　　　　　　　　　　　）

3）症状はいつ頃からですか。
（　　　　　　　　　　　　　　　　　　　　　　　　　　　）

4）今までに下記の病気にかかったことがありますか。　有・無
心臓病 ／ 糖尿病 ／ 脳梗塞 ／ 透析 ／ その他（　　　　　　）

5）喫煙歴はありますか。　はい　・　いいえ

6）お家での生活状況をわかる範囲で記入してください。
寝たきり度（　　　　　　　　　　　　　　　　　　　　　　）
保清状況（　　　　　　　　　　　　　　　　　　　　　　　）
食事状況（　　　　　　　　　　　　　　　　　　　　　　　）
嗜好品等（　　　　　　　　　　　　　　　　　　　　　　　）

7）その他、治療など何かご要望がありますか。　有・無

第5章

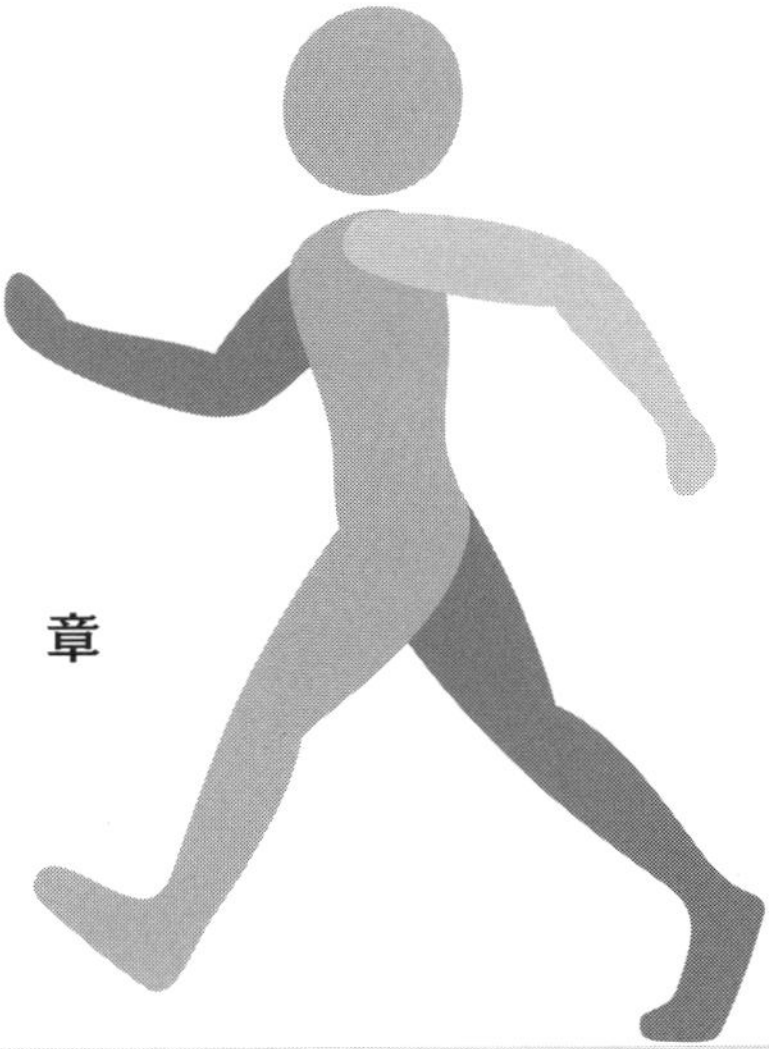

「それでも」歩いていれば、あとでご褒美がある!

自然の流れに身を任せ、自分の運命を生きればいい

自然に任せ、いまやるべきことから逃げない

人間は、見えない線路の上を走っているようなもの――。

私は、そう思っています。

線路は見えません。だから、重大な分岐点がどこにあるのか、自分でもわかりません。しかしあとあとよく考えれば、あのとき自分がそう選択するようになっていた、それは必然だったということがわかるのです。

大切なのは、その分岐点まで頑張ることです。

多くの人が、その重要な（見えない）分岐点がやってくる前に挫折したり、自分で失格のハンコを押したり、逃げたりして、運命の線路から外れてしまうのではないでしょうか。それは簡単に言えば「ガマンが足りない」のです。

私はいま30人以上のスタッフを抱える整形外科医院で、毎日平均200名近い患者さんの診療をさせていただいています。

しかし、もともと医院を開業する気持ちなどありませんでした。簡単に言えば、すべて「運命」でこうなっているのです。

医学部に入ったのも、整形外科に進んだのも、また卒業して病院勤務をしているときでさえ、自分は独立開業して整形外科医院を経営するようになるとは思っていませんでした。

それがなぜ、こうなっているのでしょうか。それは、私が自然に任せて、いま現在の仕事から逃げずに全力を尽くしてきたからだと思います。

私は生真面目なタイプではありませんが、それでもそれなりに楽しみながらも、コツコツやってきました。それが、私の人生をつくってきたのだと思います。

●激務に耐え続けた勤務医時代

私が関西医科大学の整形外科関連病院で最後に勤務したのは、大阪市旭区にあるM病院でした。整形外科を中心とした小規模病院です。私はここに8年ほど勤務しました。

私の約4000例にものぼる関節鏡手術は、ここからスタートしたのです。

当時、M病院の整形外科には80床の入院病床があり、私はその半数の約40床を任されていました。また、M病院は急性期医療（救急病院）も行っています。

若い医師だった私は当直医になることが多く、だいたい週に2回で、2泊3日の当直も数多くありました。金曜日から月曜日までのときもあり、月曜の朝は「外の空気はうまいなあ」という感じになります。

当直医はもちろん病院に泊まるわけですが、一晩中寝ていることなどできません。入院患者さん40人分の薬や検査の指示を、翌朝スタートする看護師さんの業務に間に合うように、夜中のうちにカルテの中に書いておかなければならない状況もありました（ただし、病院スタッフからは、いつもおこられていました）。

昼間は外来や手術がありますから、入院している患者さんへの指示をカルテに書き込む仕事は夜しかできないのです。

しかも、救急車で患者さんが運ばれてくれば、もちろん叩き起こされます。

●いちばんの適任者は自分や！

しかし、「外来、手術、夜勤」という重労働には、さすがに年齢的にも限界を感じるようになっていました。

専門分野の膝の関節鏡手術にしても、眼が衰えて若いころとまったく同じようにはできなくなりつつあることを自覚していました。

そんなとき、近くの診療所の院長先生が亡くなられました。後を継ぐ先生はいません。

M病院の当時の院長先生は、その診療所から「どなたか院長になってくれる先生はいないでしょうか」と依頼され、私は院長から適当な人を探すように言われました。

最初は私も、いろいろな医師に声をかけました。しかし、うまい具合に移れる医師は簡単には見つかりません。

そんなとき、名案が浮かびました。

「あそこの診療所の院長に適任な人……。あ、私がおるやん！」

M病院では膝関節鏡の手術や当直など、貴重な経験を積ませていただいていましたが、正直そろそろ限界かと思っていました。ただし、それは忙しい毎日の中でふと頭に浮かぶ程度のことで、実際に病院を辞め、新しい仕事を探すために必要な行動をとるような余裕はまったくなかったのです。

新しく院長になる人材を探していた私は、そのことを思い出し、自分こそいちばん適任だと気づいたのです。

私はM病院を辞め、その診療所の院長となりました。これが私の最初の独立ということになります。

7年半、耐え続けた

院長となりましたが、私の苦労はまだ続きました。

院長とはいえ、雇われ院長です。経営者ではありません。毎月の給料をいただく身分です。収入は増えましたが、いかに頑張っても限界があります。独立とは、ほど遠い状況です。

それでも、私はもともと独立開業を目指してきたわけではありませんし、契約の内容もすべて納得して雇われ院長になったのです。ですから、そこに不満はありませんでした。

いちばん悩んだこと、しんどかったのは、近隣の勤務医、開業医や診療所のスタッフから「あんたは雇われ院長」という目で見られることでした。

私が雇われ院長になることを決心したとき、そのことを医師会の人たちに話すと、みんな反対しました。理由は「絶対にケンカして辞めることになるから」でした。実際に院長になってみて、その言葉が痛いほどわかりました。

しかし、私は耐えました。争いを起こして辞めることはありませんでした。「石の上にも3年」という言葉がありますが、私は石の上に7年半、辛抱し続けたのでした。

そして7年半後、また運命の分岐点がやって来たのです。

◉運命の分岐点に遭遇した

私は現在、昨年10月に新規開院した医院で患者さんの治療に当たっていますが、その前は、ほかの先生が整形外科クリニックとして使用していたメディカルビルの1階をそっくり借りて、診療していました。

私が雇われ院長として6年ほど勤めていたとき、その整形外科クリニックの院長先生が「そろそろ引退する」と表明されました。息子さんは総合病院に勤務する整形外科医でしたが、お父さんの医院を継ぐつもりはありませんでした。

私はその息子さんから、「誰か親父の後を継ぐ先生はいないだろうか、いたら紹介してほしい」と依頼されました。今度は院長探しではなく、建物に入ってくれる医院探しです。

しかし、これも難航しました。整形外科の外来に都合のいいように造られている建物でしたから、そのまま入ってくれる医院はなかなか見つかりません。

そこでまた、ふと考えたのです。

「もしかして、これまた自分がいちばん適任やないか？」

私は雇われ院長を辞め、この建物の1階を借りて、自分が医院経営をスタートする決心を固めました。今度こそ、本当の独立開業です。

こうして1年半ほど準備したのちの平成25年、私は完全に独立して現在の

「医療法人井上整形外科」を設立したのです。

雇われ院長として働いた7年半は苦しい日々の連続でしたが、それに耐え続けたおかげで、私は医院経営のノウハウ、患者さんの信頼など、お金に換えられない貴重な財産を得ることができました。

そのために頑張ろうという意識はありませんでしたが、耐え抜いてきたら、結果としてそういうものを獲得していたのです。そして、たまたまメディカルビルの建物が空いているというチャンス、運命の分岐点に巡りあったというわけです。

●ついに自分の本拠地としての医院を開業

これまで述べてきたように、私の医師人生を考えてみると、最初は勤務医から始まり、次に雇われ院長を経て、ついに自分の診療所の開業にまでたどりつきました。ただし、その診療所は、あくまでも旧来のメディカルビルをリフォームして使っていたのです。

実は私には、土地探しから始めて、自分の医院を一から建てたいという思いがありました。そうでなければ、本当の意味での本拠地にはならないという気持ちがあったからです。

そこで私は、適当な土地がないものか、探していました。条件は、私の患者さんたちが通える500メートル以内の場所です。遠くの土地に移る気持ちはありませんでした。そうやって探しているうちに、ちょうどいい土地が見つかったのです。偶然のことでしたが、目の前に公園もあり、まさに理想的なロケーションでした。

近くに公園があるということは、患者さんにとって適度な癒しになりますし、駅前のごちゃごちゃした環境ではないので、気持ちよく通うことができます。都会にいても、郊外に出たような雰囲気があり、リハビリをするにも、患者さん目線からは、まさにうってつけなのです。

しかも方角は南東向きです。真南ではなく東を向いているので、西日が射すこともありません。

私はこの土地を一目見て気に入りました。

ただし、前の診療所に比べると、土地そのものの広さは半分以下なので、5階建てのビルにしました。私は、「カニは甲羅に似せて穴を掘る」ということを座右の銘にしていますので、自分の身の丈、実力に応じたものをつくるべきだと考えたのです。

こうして、勤務医時代、雇われ院長時代、開業医時代にやってきたことの経験をつぎ込んで、昨年10月に新医院が完成しました。私が持っている技術、ノウハウ、そして有形無形の財産のすべてが、今の医院に集中されています。

特に今回は、運用に気を配った設計にしました。私独自の仕方に応じた動線、つまり患者さんとスタッフ動線が大切です。それがマッチしなければ、本当に機能的な医院とは言えません。今回はそういうことにもきちんと配慮し、狭いながらも理想のレイアウトに近づいたと思っています。もちろん、バリアフリー設計で、エレベーターも完備しています。

さらに、患者さんに癒しの空間を味わってもらうために、真ん中に吹き抜けの中庭をつくりました。上から光が差し込んで明るいのです。このような環境ならば、患者さんは気持ち良くリハビリなどをすることができます。しかも目の前は木が生い茂った公園です。これ以上の「癒し系」の医院はあまりないのではないかと自負しています。

新しいステージに向かって

いまの新医院は、私が残りの人生で自分の最後の自己実現を果たしていく場所です。私の人生を凝縮したような医院なのです。

しかし私は、この医院を建てるために何年も耐えてきたわけではありません。すべて、運命的な要素が大きいと思います。

見えない線路に気づかないまま、その線路を頑張って、あきらめないで、耐えて歩いていたら、気がついたらこうなっていたのです。

自然に身を任せて、ただ現実を辛抱して頑張ってきたから、線路につくられていた重要な分岐点まで到達できたし、自分の運命に従って人生のステージを変えていくこともできたのだと思います。

それは、今後も同じです。

私はいままで、手術した患者さんを毎日の診療でフォローし、膝が痛くても歩くということを患者さんたちに教え、応援してきました。

しかしそうした患者さんたちも、やがては高齢となって通院できなくなるでしょう。在宅医療や福祉サービスを利用して、自宅で療養することになる方が増えていきます。

また新たな路線が引かれれば、たとえば新しい医院でのデイケア、近くにデイサービスの機能訓練施設も考えていかなければなりません。

現在、どんどん大きな動きが出てきています。しかし、今後も患者さんの膝を診ていくという基本は変わりません。それが、私がこうやって生きてきた自分の運命だと思っています。

いま私は、日々患者さんの膝関節にヒアルロン酸を注射していますが、それがいままで通り上手にできるのは、あと残り何年かはわかりません。

しかも、これから何年かが経過したあとは、私の長年の技術もどうなるかわかりません。そのときにはまた、自然に任せて、自分の役割、歩く道というものを考えていかなければならないでしょう。

それがわかるのは、いま現在の私に、将来そうなっていくための準備が整い始めているからです。新築した医院、地域の医療・介護を中心として、医療連携が、また私を次のステージへと導いていくに違いありません。

くり返しますが、これらも私が意図したものではなく、私がいまを頑張っているうちに自然に出会い、到達した結果です。人は、現在の毎日を頑張って、自分の運命に身を任せて生きていけば、それが自然に自分の道となっていることもあると思います。

先入観をどけて素直に試してみることが大事

オシッコはできるだけガマンしたほうがいい

ある日、私の地区医師会の勉強会に出席したときのことです。テーマは「過活動膀胱による頻尿」です。

過活動膀胱というのは、まだ排尿するほど尿が膀胱にたまっていないのに、膀胱が収縮して尿意を催してしまうことです。これによって頻尿が起こるのです。

中高年になると過活動膀胱は多くなり、ガマンできなくなって尿もれを起こしてしまうこともあります。そうなるとよけいにトイレが気になるようになり、さらに頻尿になるという悪循環を起こします。

過活動膀胱による頻尿の重要な原因の一つが「トイレの行きすぎ」なのです。

ちょっとした尿意は、実はガマンしなければいけません。

ところが多くの人は、なぜか「トイレをガマンすると膀胱炎になる」と思い込んでいて、「オシッコをガマンしたら体に悪い」と考え、ちょっと尿意を感じただけですぐにトイレに行く習慣を身につけてしまっています。出る量は、わずかなものです。

これをくり返していると、膀胱は十分にふくらむことがありません。

膀胱というのは、筋肉でできた袋ですから、しっかりと尿をためてふくらませるようにできています。だいたい500ccくらいはためることができます。ところが、頻繁にトイレで排尿していると膀胱はふくらむ機会がなくなり、次第に肉厚の、柔軟性のない袋になっていきます。

そうなると、ちょっと膀胱がふくらむだけで尿意を感じるようになり、頻尿になっていくのです。

「オシッコはガマンしたらアカン」というのは、先入観です。思い込みなのです。

その先入観、思い込みで、結果的には自分の健康を害してしまっています。

こういうことは頻尿に限らず、実は少なくないものです。

●膝痛は安静に、という先入観

変形性膝関節症で膝が痛い患者さんは、どのような先入観を持っているでしょうか。

それは「膝が痛かったら、無理して歩いたらダメ。よけいに痛くなる」ということです。これも間違いなのです。

そして「変形性膝関節症になったら人工膝関節にしなければ最終的には歩けなくなる」ということも、正しくありません。これは医師によって植えつけられた先入観かもしれません。

変形性膝関節症で膝が痛いときに、多くの人は痛みを治すために安静にしようと考えます。そして歩くのを控えます。するとどうなるでしょうか。痛みが治まるどころか、さらに強くなって、本当に歩けないほど痛くなってしまうのです。

それは、すでに変形性膝関節症の疾患を理解しているみなさんならおわかりでしょう。もう一度、復習しておきます。

変形性膝関節症というのは、関節軟骨がすり減る疾患です。

たとえば、私たちの体は、転んで膝小僧をすりむいても、やがて治っていきます。皮膚が取れてしまって肉が削られても、やがて再生され、皮膚もできて、治っていきます。

しかし、すり減った関節軟骨は治っていきません。その理由は、関節軟骨には血液が通っていないからです。

もちろん、関節軟骨にも酸素や栄養が必要です。関節軟骨は、酸素や栄養を関節内の関節液から得ているのです。したがって、血液循環と同じように、関節液もいつも新しいものに入れ替わっていなければなりません。

関節液をいつも新しいものにするために必要なのが、膝に荷重を加えて動かす、ということです。つまり、歩くことで関節液は常に新しいものに入れ替わり、関節軟骨を守ったり、関節を滑らかに動かしたりしているのです。

安静にして歩かないということは、それをやめてしまう、ということです。

体はうまくできているもので、歩かなければこの膝は使わない、使わないのなら歩けるようにしておく必要はない、と判断します。こうして歩かないことを続けた結果、膝関節は歩けないようになっていくのです。

それは変形性膝関節症とは関係なく、歩かないことによって起こります。元気に動き回っている若い人でも、1週間寝たきりにしておけば、簡単には歩けません。若い人はすぐに戻りますが、お年寄りはそのままになるわけです。

「変形性膝関節症で膝が痛いとき、歩いたらよけい悪くなる」

患者さんはまず、その先入観を疑うことから始めなければいけません。

●先入観はガンコで強力

先入観にしがみついていると、ロクなことがありません。それは健康維持や病気治療ということに限らず、すべてに当てはまることです。

たとえば、お酒は好きだけどウイスキーは嫌いと思っている人に対して、いくら「これは極上のウイスキーだからロックでどうぞ」と言っても、必ず「いやあ、水で割ってください」と言ってきます。それは「ウイスキーはきつい、まずい」という先入観があるからです。

私はそれでも「いや、ひとくちだけでもストレートで飲んでみたらええ、体験してからでないとわからんでしょう。飲んでみて本当にイヤだったら、それから水を足しても遅くない」と言います。

そこで自分の先入観をぶちこわしてチャレンジができる人は、極上ウイスキーのロックをひとくち舐めて「おおっ、こんな甘い香りがするんやね〜。これなら飲めるわ」と、新しい世界を体験することができます。その後の人生は「ウイスキーが美味しい人生」になるわけです。

ただし、頭に住みついた先入観というのは強力なもので、ちょっとした勇気も出せないようにしてしまうのです。

●いったん先入観をどけて、困難に向かってみる

歩くと痛い、でも歩けなくなると困るから、イヤだけど人工関節にしなければ……。

それも先入観です。膝を温存する治療にこだわる医者である私が「痛いけれども1年、2年と頑張って歩いてみてから、自分はやっぱり耐えられない、人工関節しかないと思ったら、そのときに手術を決心したらええ」と言っても、

なかなかその先入観は変わりません。

焦ることはありません、1年、2年頑張ってみて、また考えればいいのです。いかに末期と言われても、それから人工関節を検討しても遅くない、そういう患者さんばかりです。

でも、そうやって痛いけれども頑張って1年、2年と自分の足で歩いてみた患者さんは、ほとんどの人が「歩いていれば痛みは軽くなる」ということを実感として理解するようになります。そして、その痛みは自分の生活の中で耐えられないこともない、という感覚も体験してわかってきます。

ガマンして歩いていたら、膝の変形は少しずつ大きくなっていくかもしれません。O脚がひどくなってカッコ悪いかもしれない。でも、痛みはなくなっていくのです。

最終目的は「健康長寿」なのですから、それでいいと私は思います。

先入観や思い込みに気づかないまま、自分の狭い世界で安穏とすごしている人は少なくないと思います。そういう人たちは、限られた人生の中でさまざまな損をしていることに気づかなければいけません。

健康や病気治療に関したことであれば、みずからの健康長寿を短くしてしまう、つまり人生の最後を不幸なものにしてしまうことにつながっていくかもしれません。

そう考えると、先入観というのは怖いものだと思います。

先入観をいったんどけておいて、素直に体験してみることです。頑張って、耐えてみるのです。そういうところから、新しい世界が生まれてきます。

やってみて「やっぱりアカン」と思ったら、またどけておいた先入観を持ってくればいいだけの話です。そのおかげで「もう金輪際、ウイスキーは飲まへんぞ」という、貴重な教訓ができるかもしれません。それも、やってみて得られる教訓です。

●辛抱してみると、必ずいいことがある

「辛抱が大事」というのは、私たちが生きているこの世界の大きな原則ではないかと思います。「苦労は買ってでもしろ」ということはきわめてシンプルな教訓ですが、やはり本当の成功法則なのです。

現代の日本人は、その基本的な原則を忘れているのではないかと思うことがよくあります。いろいろな先入観を築いておいて、それに反する新しいことはすべてシャットアウトしてしまっているのです。自分がラクなように、傷つかないように、ということを神経質に考えすぎているからかもしれません。

昔の日本人は、辛抱とか忍耐は得意中の得意で、それが美徳だったはずです。

幕末には、土佐の四天王と呼ばれる藩士たちがいました。武市瑞山（半平太）・坂本龍馬・中岡慎太郎、そして吉村虎太郎です。

幕府軍との戦いで劣勢に追い込まれていた吉村虎太郎は、破傷風になって高

熱に震えていたそのときも「辛抱せい、辛抱せい。やがて世の中は変わる」と、まわりを叱咤激励したそうです。

私の勤務医生活もそうでした。辛抱していたときに、いま財産となっているさまざまな物事を学んでいたのです。知らず知らずに、身についていたのです。その原則を、昔の人は経験的に知っていたのだと思います。

日本人ばかりではありません。19世紀のドイツで「鉄血宰相」と呼ばれていたビスマルクは、「賢者は歴史に学び、愚者は経験に学ぶ」と言いました。どういう意味かおわかりになるでしょうか。

歴史も経験も、いずれも過去のものです。賢者は、客観的な歴史（史実）から学んで自分の行動を決めていくが、愚者は自分自身の乏しい経験による思い込み（先入観）から間違った教訓を学んでしまう、ということです。

「羹《あつもの》に懲りて膾《なます》を吹く」という諺がありますが、それはまさに愚者の行動なのです。

膝が痛くても、頑張って歩いていれば痛みは軽くなっていきます。それは、たくさんの患者さんを診てきた私にとっては「歴史」です。

しかし患者さんは、歩くと痛いという、自分のちっぽけな経験（先入観）だけで、歩くのをやめたり簡単に手術を決断したりしてしまいます。

それは、あえてキツい言い方をすれば愚者の判断であって、結果的には健康長寿を損なっていく確率が高くなる。ビスマルクにならえば、そのように言えるのだろうと思います。

先入観をはずして辛抱してみると、得をするようにできているのが、この世の中なのです。

人と人とのつながりで行う医療を大切にしていきたい

◎患者さんの顔を見るたびに「痛くても歩こう」と言う

患者さんは膝が痛いから病院へ来るのですが、私は「痛くても歩け」と言います。

「歩くとよけい痛くなるというのはあなたの先入観だからガマンして歩け」と言います。

すると、不安になる患者さんもたくさんいるだろうと思います。それでも続けて通院してくれる人は、少しずつ私の言うことが真実だということを理解していただけるようになります。

そうなってもらうためには、毎回毎回、診察で顔を見るたびに、同じことをくり返し言うことが大事です。「もうわかった、耳にタコや」と言われても、それでも同じことを言うのです。

というのは、「これは大事なことだから」と思って伝えようとする人は、一回言えば伝わったと思いますが、聞いているほうはすぐに忘れてしまうからです。

言うほうは、それが大事だということを心の底からわかっていますから、こんなに大事なことを言ったのだから相手も覚えて実行するだろうと思ってしまうのです。これも先入観かもしれません。

ところが、言われたほうは、言葉だけでは「そんなに大事なことだ」とは気づきません。ここに大きな違いがあるのです。

そのギャップを埋めるには、何度も何度も、患者さんから「もう十分わかった」と呆れられるくらいにくり返し伝えないといけないのです。

●言い合いができるくらいの先生を探すといい

医療と福祉の連携は、高齢者医療には欠かせません。しかし日本の医療界では昔から「医師が上でそのほかはすべて下」という社会ができ上がってしまっているので、なかなか簡単ではありません。

当院は整形外科医院ですが、いろいろな職種のスタッフが30名以上もいて、毎日200人もの患者さんを診ていかなければなりません。安全にスムーズに、患者さんに迷惑をかけないようにやっていくには、人間相互のコミュニケーションが欠かせません。

そこでは単なる情報のやりとりという意味のコミュニケーションだけでなく、もっと深い意味でのコミュニケーションが必要になってきます。

人間相互のコミュニケーションがうまくできているかどうかは、忙しくしている職場を見ていればすぐにわかります。

良い職場というのは、忙しいときでも常に言い合いができているものです。言い合いになるのを怖がらず、小さいトラブルでもどんどん自分の意見を言い合うほうがいいのです。

悪い職場では、カチンと来ることがあっても、それを口に出すことをせず心にしまってしまいます。しかし、それでは実際の仕事の連携に差し支えるし、人間関係にヒビを入れてしまうきっかけにもなります。心にしまって、ため込んだものは、いつか爆発するものです。

何でも言い合えるのがいい関係、それは夫婦も同じかもしれません。

院内でそういう雰囲気をつくっていくためには、まずいちばん偉いとされているドクターで院長の私が、ほかの職種のスタッフ（運動療法士、看護師、受付など）が萎縮しないで何でも言えるような雰囲気を意識してつくっていくことが大事になります。

それはまた、患者さんに対しても同じです。

診療室で、私はいつも患者さんと率直な会話をしています。通院期間が長い患者さんが多いので、いろいろな文句を言ってきます。「今日の注射、痛いな」「治らへんよ、どないしてくれんねん」「歩け言うたって、痛くて歩けんわ」……等々。

でも、そういうことを言い合える仲だから続くのです。

患者さんは、「もう明日からこんなところには来ない」と思っていたら、このような憎まれ口は絶対に言いません。黙って帰って再び来院しません。言い合いは、遊びのようなものなのです。でも、そこに本音が隠れていることもあります。

「膝が痛くても歩きなさい」というようなことを患者さんに言うのであれば、医師はその患者さんの面倒をできる限り診ていく覚悟が必要です。そのためには、患者さんからあれこれ文句を言われるような関係をつくっていくことが、とても大事になります。

私は、何事も最終的には人の輪（和）が物を言うと考えています。いつもそのことを意識して、診療に当たっています。

●受付スタッフになぜ９人も

私の医院には、受付のスタッフが９人います。

たくさんの患者さんが見えるので受付は忙しいですが、よく「なんで受付に９人も必要なの？」と聞かれます。その理由は、院内に患者さんの立場からの視点がほしかったからです。

何でも言い合えるような患者さんでも、私に言えないことを抱えていることもあります。そういう患者さんが、もしも受付のスタッフと仲良しになれば、本音を「ポロッ」と言うこともあるでしょう。だから受付は本来、大事なのです。

しかも、私の医院の受付は、ただ受付業務だけを行っているわけではありません。たとえば、リハビリの現場に助手として派遣して、そこで患者さんの情報をレポートしてくるという、大事な仕事があります。状況に応じて看護助手の仕事を行うのです。

受付は医療スタッフではありませんから、院内のスタッフではあっても治療やリハビリに対しては「第三者機関」になることができます。その立場から現場を見て、患者さんから情報を引き出し、患者さんの立場で報告ノートをつくって、受付に用意しておくのです。そして必要があれば患者さんにフィードバックします。

これを続けることでたまった資料は、そのまま新人研修のマニュアルにもなります。

受付スタッフも、重要な役割を担っているわけです。

受付スタッフがそういう仕事ができるのも、私たちの職場に何でも言い合える信頼関係があるからこそです。

医師(私)、医療スタッフ、受付、そして患者さん、すべてがお互いに信頼できている状態で、はじめて当医院のやりたいことがうまくできます。院長の私は、そこをいちばん重要視して日々、診療を行っています。

現代の医師も、患者さんの心を大切に

なぜ高齢者の方々は孤独なのでしょうか。

それは、高齢者のみなさんにはもうお父さんもお母さんもいませんし、兄弟姉妹も高齢で頼りになりませんし、自分の子どもたちも別々にそれぞれの暮らしに追われているからです。

孤独な高齢者が頼りにできるのは、医師や看護師、医療スタッフ、介護従事者くらいしかいません。

整形外科医というのは、内科医のように高齢者の患者さんを全身的に診ているわけではありませんが、それでも継続して通院する高齢者は少なくありませ

ん。高齢者の患者さんの孤独な心に、できる限り対応していかなければいけないと思っています。それは、人の心がわかる医師になる、ということだと思います。

高齢者は、偉そうな医師のところには行きません。医師免許を持っている、立派なクリニックがある、関節注射ができる、そんなことの前に、医師は患者さんに一人の人間として信頼してもらえる存在でなければいけません。それが大前提です。

医は仁術です。昔の町医者は、その地域の人々の信頼の象徴でした。ちょっと風邪を引いても、診察室へ行って先生の顔を見るだけで気分が良くなった、そういうことはよくあったのです。それは昔だけでなく、いまも医師の務めだと思います。

地域のお年寄りを診る医師は、もちろん元気でなければ務まりません。そしてその心は、患者さんと同じものを持ち、同じように理解できなければいけません。膝の痛みを抱えながら人生を生きていく、その本当の部分をわかった上で冗談を言い合えるような医師でありたいと思っています。

昔とは時代が変わって、家族も地域も変わりました。しかし、心がわかる医師であることに意識して努めていけば、現代の医師も患者さんに心から信頼される存在になると考えています。

おわりに

新医院に骨を埋めるつもりで

　昨年10月に開院した新しい医院には、これまでたくさんの患者さんから信頼してもらって、通院していただいたことへの「恩返し」の意味が込められています。ですから、この新しい医院には私の自宅はつくっていません。純粋な公器であるため、私自身の住居部分はありません。

　一般的に病院などを建てる際は、万一経営に失敗したり、後継者などの問題で経営をやめるときのことを考えて、あとでほかの用途にも使えるような設計にすることが多いものです。スケルトンにして内装だけ変えてマンションにも商業施設にも使えるようにしておけば、将来の予期せぬ事態が起こっても安心だからです。しかし、新医院は診療所としてしか使えないような特殊な構造になっています。ですから他につぶしがきかず、失敗は許されません。自分の骨を埋めるつもりで仕事をしていく覚悟で、このような構造にしたのです。

あとの自分の人生は、この場所で患者さんのために頑張り続けるだけです。

建物は南東を向いていて、5階にある院長室には日の出とともに朝日が差し込んできます。自分の墓にふさわしい医院ができたと思っています。

これからは恩返しです。いままで診療してきた患者さん、これから新しく診療していく地域の患者さんたちに、本当の医療をして恩返しをしていく、そのような思いでやっていこうと考えています。

著者

膝《ひざ》の痛《いた》みは歩《ある》いて治《なお》す

2017年3月29日　初版第1刷

著　者 ―――――――― 井上《いのうえ》　剛《つよし》
発行者 ―――――――― 坂本桂一
発行所 ―――――――― 現代書林
〒162-0053　東京都新宿区原町3-61　桂ビル
TEL／代表　03(3205)8384
振替00140-7-42905
http://www.gendaishorin.co.jp/
ブックデザイン ―――― 吉崎広明（ベルソグラフィック）
イラスト・図版 ―――― 村野千草

印刷・製本：広研印刷(株)
乱丁・落丁本はお取り替えいたします。

定価はカバーに
表示してあります。

ISBN978-4-7745-1627-1 C0047